Karoline Postlmayr · Natürlich leben ohne Chemie
mit Wildkräutern und Hausverstand

Karoline Postlmayr

Natürlich leben ohne Chemie

mit Wildkräutern und Hausverstand

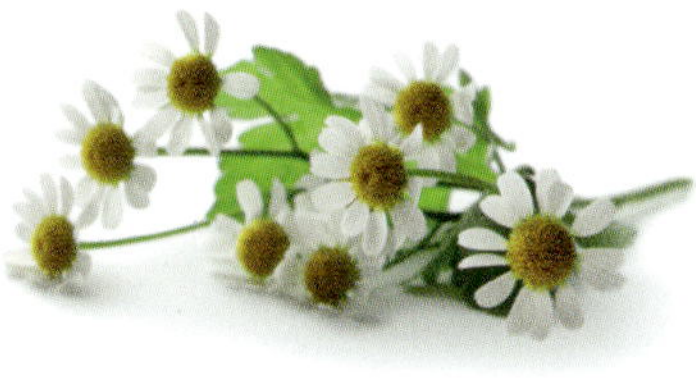

ENNSTHALER VERLAG STEYR

Erklärung
Die in diesem Buch angeführten Vorstellungen, Vorschläge und Therapiemethoden sind nicht als Ersatz für eine professionelle medizinische oder therapeutische Behandlung gedacht. Jede Anwendung der in diesem Buch angeführten Ratschläge geschieht nach alleinigem Gutdünken des Lesers.

Bei Angaben über die Verringerung eines Krankheitsrisikos (z. B. »Schützt vor Herz-Kreislauf-Erkrankungen«) gilt, dass die Krankheit, auf die sich die Angabe bezieht, durch mehrere Risikofaktoren bedingt ist und dass die Veränderung einer dieser Risikofaktoren eine positive Wirkung haben kann oder auch nicht.

Autoren, Verlag, Berater, Vertreiber, Händler und alle anderen Personen, die mit diesem Buch in Zusammenhang stehen, können weder Haftung noch Verantwortung für eventuelle Folgen übernehmen, die direkt oder indirekt aus den in diesem Buch gegebenen Informationen resultieren oder resultieren sollten.

www.ennsthaler.at

ISBN 978-3-85068-975-5
Karoline Postlmayr · Natürlich leben ohne Chemie
mit Wildkräutern und Hausverstand

Ennsthaler Gesellschaft m.b.H. & Co KG, 4400 Steyr, Austria
Satz und Umschlaggestaltung: Thomas Traxl & Ennsthaler Verlag
Fotos (wenn nicht anders vermerkt): Victoria Postlmayr
Lektorat/Beirat: DDr. Markus Stumvoll, Wien
Umschlagbilder: © AlexRaths / iStockphoto.com, © bbtomas / iStockphoto.com
Bild Seite 3: © Floortje / iStockphoto.com
Bild Seitenzahlen: © AlexRaths / iStockphoto.com
Druck und Bindung: Těšínská Tiskárna, Český Těšín

FSC
www.fsc.org
MIX
Papier aus verantwortungsvollen Quellen
FSC® C005833

Inhalt

1. Abenteuerliche Wechseljahre ohne Schrecken

Da bekomme ich fast eine Wallung, wenn mir jemand einreden will, dass der Wechsel eine Krankheit ist. »Nur Hormone verbessern diese qualvolle Zeit, alles lässt sich mit chemischen Mitteln in Schach halten« – dieses Märchen verspricht die Werbung immer wieder. Sie nützt die psychischen Tiefs der Frau aus, um diese aus dem Gleis der Selbstverantwortung zu drängen.

Natürlich verändert sich in den Wechseljahren Gewaltiges in der weiblichen Lebensphilosophie, in der Partnerschaft und im Bewusstsein von Jugend und Vergänglichkeit.

Im Wechselbad der Gefühle, in diesem hormonellen Auf und Ab, geht uns Frauen so einiges durch den Kopf. Vieles steigt uns sogar über den Kopf und einiges bringen wir gar nicht mehr aus dem Kopf!

Der Zyklus kann länger sein als vorher, die Blutungen unregelmäßiger und beschwerlicher. Manchen Frauen wird überfallsartig heiß, manche geraten in Panik oder plötzlich ist man einfach echt schlecht drauf, zum Leidwesen unserer Lieben. Der Blutdruck steigt rasant und fällt wieder ins Bodenlose – Herzrasen, Schlafstörungen, Kopfschmerzen, Schwindel und Hitzewallungen sind häufige Begleiterscheinungen.

Allein schon das Gefühl, es könnte jemand unseren Zustand bemerken, belächeln oder gar bedauern, zieht uns tiefer in diesen Strudel der Gereiztheit. Überdies scheint es, als ob unsere Schweißdrüsen nicht aufhören zu transpirieren.

Die Schulmedizin bringt diese Veränderungen in der Lebensmitte der Frau mit der sich ändernden Hormonausschüttung in Verbindung. Die Vorgehensweise, die geringere Hormonproduktion des Körpers mit Hormonpräparaten ausgleichen zu wollen, hat in den vergangenen Jahren viele heiße Diskussionen in der Fachwelt ausgelöst. Viele große und ernst zu nehmende Studien weisen nach, dass Frauen, die langfristig Östrogen oder eine Kombination der Hormone Gestagen und Östrogen einnehmen, ein erhöhtes Risiko für Thrombosen, Brustkrebs, Schlaganfall und Herzinfarkt haben.

Kürzlich wurden weitere Risiken bekannt, und zwar dass durch die Hormonersatztherapie die Gefahr von Gallensteinen und Inkontinenz wächst. Ärzte der renommierten Mayo Clinic in den USA haben erforscht, dass die Hormonpräparate weder vor Herzerkrankungen oder Demenz schützen, noch die Haut jünger aussehen lassen. Nicht einmal der versprochene Schutz vor Osteoporose habe Bestand.

Die Herausforderung Wechsel trifft uns Frauen in der aktiven Berufszeit, was den Alltag etwas komplizierter macht. Häufig haben Frauen in dieser Zeit auch mit negativen Bemerkungen von Ehemännern oder Partnern zu kämpfen. Mein Tipp: Am besten durchatmen, nicht alles hören, sich selbst achten und in Gedanken liebevoll umarmen.

Wechseljahre – na und? Zum Aufgeben noch lange kein Grund! Fünf Minuten Auszeit nehmen, wann und wo immer es geht, ein Reserve-T-Shirt einpacken, einen Waschlappen, ein WC mit Waschbecken suchen, ein offenes Fenster zum Frischlufttanken, ein Deo ohne Aluminium, ein schelmisches Lächeln, und das war es auch schon wieder – bis zum nächsten Mal.

Je lockerer Sie mit den Attacken der Hormone in den Wechseljahren umgehen, desto weniger wird dieser Lebensabschnitt für Sie zur Hölle werden.

Aus vielen Erfahrungsberichten zeigt sich, dass diejenigen, die der natürlichsten Frauensache der Welt wenig Bedeutung beimessen, entspannter sind als andere. Diese Frauen erleben auch mit dem Ehemann oder Partner die herzlichsten und humorvollsten Jahre beim gemeinsamen Altwerden. Also, bleiben Sie gelassen! Haben Sie Freude am Leben, an der Sonne, an der Luft und seien Sie dankbar für jeden Tag!

Eine gute Möglichkeit, eventuellen Übeln in den Wechseljahren zu entkommen ist, die Sportschuhe zu schnappen und hinaus ins Freie zu gehen. Genießen Sie die Natur! Täglich eine halbe Stunde und am Wochenende eine Stunde reichen schon, dass Ihnen die ganze Welt den Buckel hinunterrutschen kann. Ich kann es nur bestätigen: Der Erfolg stellt sich schneller ein als erwartet. Die Natur ist so schön und das Leben so toll, darum verpassen Sie nicht, dies alles auszukosten!

Manche Frauen klagen über Schwindelgefühle in den Wechseljahren. Auch hier gibt es probate, natürliche Gegenmaßnahmen. Nehmen Sie sich Zeit und versuchen Sie es damit: Tränken Sie einen Waschlappen mit kaltem Wasser, drücken Sie ihn leicht aus und waschen Sie den Körper von der rechten Hand zur Schulter hin. Dasselbe retour, dann noch einmal bis in die Achselhöhle hinauf. Danach »behandeln« Sie die andere Körperhälfte genauso. Zum Schluss einige Male mit dem kühlen, feuchten Lappen über Brust und Nacken reiben.

Und wenn Sie einmal überfallsartige Hitzewallungen in den eigenen vier Wänden erleben, dann machen Sie es sich bei einer Tasse Frauentee (spezielle Kräuterteemischung) gemütlich, und die unruhigen Zeiten werden bald wieder vorbei sein.

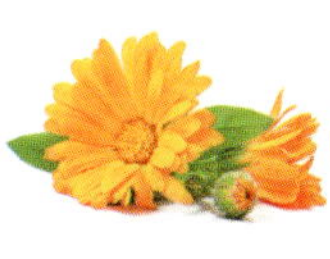

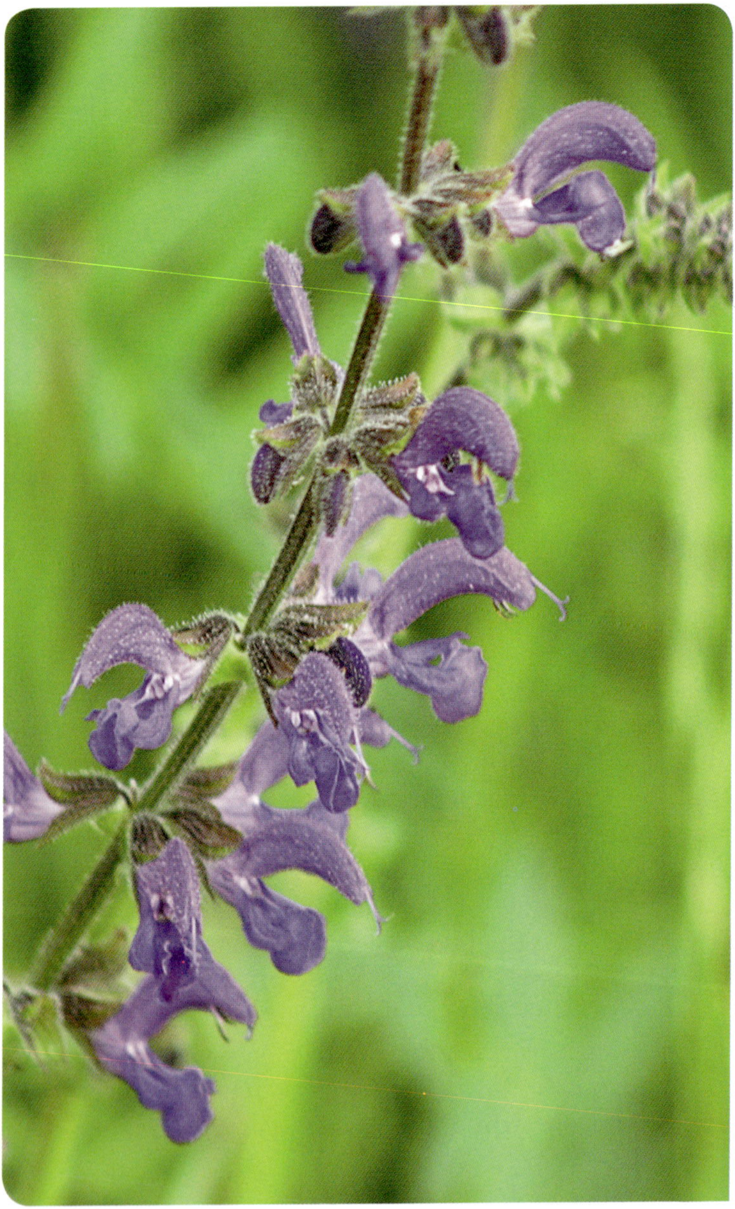

Salbei hilft gegen Hitzewallungen in den Wechseljahren.

Ein Heilkraut gegen die Hitze

Eine besonders hilfreiche, hitzeregulierende Heilpflanze ist der **Salbei**. Gartensalbei gedeiht in den Hausgärten sehr gut. Bei jedem Gartenbesuch sollten Sie ein Blatt pflücken und kauen, es muss nicht geschluckt werden.

Salbeitee bietet eine natürliche, wärmeausgleichende Erleichterung in den Wechseljahren. Für eine Tasse kochen Sie drei ganze Salbeiblätter in einem Viertelliter Wasser zehn Minuten lang. Die Inhaltsstoffe, die durch den Kochvorgang gelöst werden, gleichen den Wärmehaushalt des Körpers aus. Werden die Salbeiblätter hingegen überbrüht, ist der Tee besser nur zum Gurgeln geeignet.

Bei häufigen Schweißausbrüchen am Tag oder in der Nacht verwende ich meine hochkonzentrierte Salbeitinktur, die ebenfalls die Hitze im Körper gut reguliert. Zwanzig Tropfen **Salbeitinktur**, in einem Glas Wasser am Morgen eingenommen, reichen, um sich wohler zu fühlen. Mit dieser Tinktur habe ich die besten Ergebnisse erzielt.

Durch die übermäßige Schweißabsonderung in dieser emotionalen Zeit des Wechsels erhöht sich auch der Mineralstoffbedarf. Der Mangel an Mineralien zeigt sich etwa durch Wadenkrämpfe. Um diese zu verhindern, nehme ich einen Kaffeelöffel **Dolomit** ein.

Dolomit ist die einfachste und günstigste Möglichkeit, den Körper mit Kalzium und Magnesium zu versorgen. Bereits ein Kaffeelöffel des gemahlenen Dolomitgesteins in Wasser, Tee, Joghurt oder Müsli eingenommen, lässt die Gefäße und Nerven entspannen.

Das Mineralstoffpulver ist eine sinnvolle Anwendung von Naturstoffen. Damit lassen sich viele Unpässlichkeiten, die durch Mineralstoffmangel hervorgerufen wurden, ganz einfach beheben. Kombiniert mit Bewegung, unterstützt Dolomit auch unsere Knochensubstanz, die in den Wechseljahren oft nachlässt.

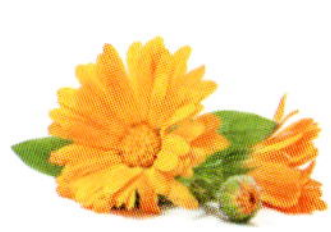

Heiße Tipps gegen Hitzewallungen

Sollten Ihnen Hitzewallungen den Schlaf rauben, gibt es einfache Tricks, um gut und erholsam zu schlafen. Freuen Sie sich schon jetzt auf Ihre verdiente Nachtruhe! Die folgenden Tipps haben schon sehr vielen Frauen eine geruhsamere Zeit bereitet:

- Das Fenster im Schlafraum sollte während der Nacht geöffnet bleiben. Ansonsten vor dem Zu-Bett-Gehen sehr intensiv lüften.

- Die Bett- und Nachtwäsche sollte keine Kunstfasern enthalten. Den Verlockungen der bunten, weichen und bügelfreien Bettwäsche sollten Sie in der Zeit des Klimakteriums nicht nachgeben.

- Zusätzlich zu Ihrer Zudecke brauchen Sie einen Tuchentbezug (ohne Kunstfaser). Legen Sie diesen direkt auf den Körper. Darüber kommt dann Ihre normale Schlafdecke. Nun versuchen Sie zu schlafen. Wenn der Dampf aus allen Ihren Poren zu steigen beginnt, wird die Schlafphase gestört. Sie werden wie üblich wach und strampeln Ihre Decke weg. Heute aber bleiben Sie mit dem leeren Tuchentbezug bedeckt liegen. In den nächsten Minuten wird Sie ein Kältegefühl überkommen. Dann ziehen Sie Ihre Decke wieder bis an das Kinn. In dieser Nacht werden Sie bei dieser Hitzeattacke noch wach. In den nächsten Tagen wird dieser Vorgang bereits im Unterbewusstsein stattfinden.
  Das Geniale an dieser Sache ist, dass durch den leeren Tuchentbezug die Haut nicht abkühlt. Dies passiert normalerweise, wenn Sie sich völlig schweißgebadet von allen Hüllen befreien, ein Bein oder die Arme aus der heißen Glut unter der Decke herausstrecken. Durch das Abkühlen der Haut wachen Sie auf, was man mit obigem Tuchent-Trick unterbinden kann. So ist es möglich, trotz Schweißattacken ohne tatsächliche Schlafstörung friedlich zu schlummern.

Völlig ausgeruht werden Sie den nächsten Tag beginnen. So einfach, wie es klingt, wird es jeden Tag sein. Und über alle Schreckgespenster der Wechseljahre werden Sie bald nur noch schmunzeln.

- Bekommen Sie tagsüber Hitzewallungen, halten Sie beide Handgelenke unter fließendes kaltes Wasser. Der Wasserstrahl sollte dort auftreffen, wo normalerweise der Puls gefühlt wird. Das kann Ihnen bereits über einen Hitzeschub hinweghelfen.

- Morgendliche Trockenmassagen mit einer Bürste oder Handschuhen machen Ihren Körper ebenfalls weniger anfällig für Hitzewallungen.

- Wassertreten: Füllen Sie die Bade- oder Duschwanne knöcheltief mit kühlem Wasser. Gehen Sie nun in der Wanne spazieren beziehungsweise treten Sie auf der Stelle. Ein Fuß ist immer im Wasser, der andere in der Luft. Hören Sie auf, wenn der Kälteschmerz einsetzt. Gut abtrocknen, warme, weiche Socken anziehen und das tolle, wohlige Gefühl genießen.

Das Leben nach dem Wechsel ist wesentlich angenehmer, entspannter, sorgloser, inhaltsvoller. Sie können alles fallen lassen und einfach Frau sein. Die jugendliche Vitalität verändert sich zu Reife – das Gejagtsein wird abgelöst von einer Zeit des Genießens. Jedes Fältchen kommt vom Lachen, jede Falte macht uns würdiger und der Gesichtsausdruck wird weicher und liebevoller. Die Akzeptanz und Achtsamkeit für den Körper steigen, Seele und Geist werden diese Zeit mit Dankbarkeit prägen.

Ich versichere Ihnen: Um sich wohlzufühlen, bedarf es weder esoterischer Praktiken noch chemischer Keulen.

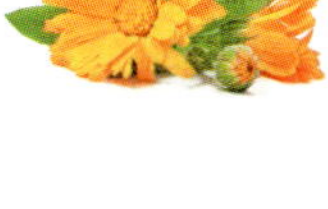

Besonders empfiehlt die Bibel die Liebe:
Außer allen diesen Dingen aber kleidet euch mit Liebe.
(Kolosser 3,14)

»Länger und gesünder leben«, Deutschlands führender Informationsdienst für natürliche Gesundheit (siehe Quellennachweise), verweist auf das britische Ärztejournal »The Lancet«, in dem es 2006 hieß: »Die bei Weitem bedeutendste Entdeckung der Nervenheilkunde ist die Macht der Liebe, den Sinn zu schützen und zu regenerieren. Nicht derjenige, den man hasst, oder der frustrierende Chef bekommt Magengeschwüre, Bluthochdruck oder ein Herzleiden, sondern der, der Hass entwickelt, und der, der sich frustrieren lässt.«

Liebestrank

Einen besonders heißen Tipp habe ich noch für Frauen, wenn sich der Partner mehr Leidenschaft wünscht: Ein aphrodisierendes Rezept eines »Liebestranks«, einer geheimen Teemischung aus vergangenen Jahrhunderten:

10 g Muskatellersalbei
8 g Bergbohnenkraut
5 g Pfefferminze

Diese Kräuter gut vermischen, einen Kaffeelöffel davon mit 250 ml kochendem Wasser übergießen und zehn Minuten ziehen lassen. Abseihen und – mit dem Partner! – genießen. Etwas Honig darf den Liebestrank versüßen.

Die Liebe ist geduldig und gütig.
(1. Korinther 13,4; Hohelied der Liebe)

Wohlfühltipps im Wechsel zusammengefasst

- Ein Reserve-T-Shirt einpacken
- Frischluft! Ein offenes Fenster zum Durchatmen
- Ein Deo ohne Aluminium
- Ein schelmisches Lächeln
- Täglich eine halbe Stunde in Bewegung die Natur genießen
- 20 Tropfen hochkonzentrierte Salbeitinktur
- Frische Luft im Schlafzimmer
- Tuchentbezug lose verwenden
- Bei Schlaflosigkeit 30 Tropfen Baldrianwurzeltinktur
- Frauentee, 1 Salbeiblatt kauen, Salbeitee trinken
- 1 Kaffeelöffel Dolomitpulver in Wasser, Joghurt oder Kartoffelsalat einnehmen

Junge Frauen – ohne Schmerzmittel

Ich bin in großer Sorge um die Gesundheit unserer heranwachsenden Frauen, denn ich beobachte zunehmend einen leichtsinnigen Missbrauch von Medikamenten. Bei Menstruationsbeschwerden

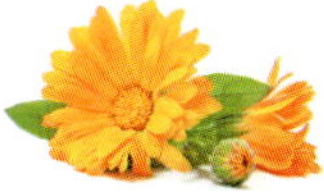

werden in den Schulklassen häufig die Schmerzmittelpackungen herumgereicht – das ist »voll im Trend«. Heute scheint es modern zu sein, den Schmerz sofort zu betäuben, statt durchzuatmen. Natürlich gibt es Ausnahmen, wo die Medikamenteneinnahme berechtigt ist.

Besprechen Sie mit Ihrer Tochter die möglichen negativen Auswirkungen von Medikamenten! Schmerzmittel sind für arge Nebenwirkungen bekannt, vor allem wenn sie regelmäßig und langfristig eingenommen werden. In schlimmen Fällen kann es zu Magenblutungen oder Leber- und Nierenschäden kommen.

Viele Beschwerden können oft auf sehr einfache Weise gelöst werden: mit liebevollem Zureden, einer Wärmeflasche und ausreichend Schlaf.

Zudem ist es durchaus eine Bereicherung an Lebenserfahrung, mit Schmerzen umgehen zu lernen. Dieses Gefühl der Erleichterung macht dankbar. Dabei spreche ich nicht von Schmerzen, die ein »Schmerzgedächtnis« hinterlassen könnten (aus akuten starken Schmerzen werden chronische; erhöhte Schmerzempfindlichkeit, geringe Reize genügen). Die Selbstverantwortung ist gefordert.

Über den achtsamen, vorsichtigen Umgang mit Medikamenten sollten auch Frauen, die ein Kind erwarten, nachdenken. Und auch in puncto Ernährung können Schwangere bereits eine Menge für ihr Kind tun. Eine abwechslungsreiche Ernährung mit viel Obst und Gemüse ist empfehlenswert, denn damit wird bereits der Grundstein für das gesunde Aufwachsen des Nachwuchses gelegt.

Denn du hast mein Inneres geschaffen, mich gewoben im Schoß meiner Mutter. Ich danke dir, dass du mich so wunderbar gestaltet hast. Ich weiß: Staunenswert sind deine Werke.
(Psalm 139,13–14)

2. Männergesundheit ohne Sorgen

Ganz kurz, aber wichtig! Männer neigen dazu, ihre Gesundheit zu vernachlässigen. Vorsorge und Gesundheitsförderung sind für viele Vertreter des »starken Geschlechts« Fremdwörter. Dabei können besonders im fortgeschrittenen Alter spezielle Untersuchungen lebensrettend sein.

Um Prostata-Erkrankungen vorzubeugen, ist ein PSA-Test (Prostata-spezifisches Antigen) heute Standard in der Medizin. Doch sollten Männer nicht nur diesen PSA-Test machen. Es gibt mittlerweile einen PCA3-Test, der ein dreimal genaueres Ergebnis bringt. Er weist Tumorzellen im Urin nach. Dieser Test gilt auch als Entscheidungshilfe für eine Biopsie (Gewebeprobe-Entnahme).

Der PSA-Wert unterliegt oft starken Schwankungen. Ein erhöhter PSA-Wert kann ein Anzeiger für Prostatakrebs sein, aber auch andere Ursachen haben, etwa eine Entzündung. Je genauer das Untersuchungsergebnis, desto besser. Es können unnötige Behandlungen vermieden werden.

Für den PSA-Test gelten einige Voraussetzungen: 72 Stunden vor der Untersuchung sollte kein Geschlechtsverkehr stattfinden. Leidenschaftliche Radfahrer sollten sieben Tage vor einem PSA-Test ihren Drahtesel ruhen lassen. Der PSA-Wert könnte sonst extrem hoch ausfallen, also verfälscht sein. Bleiben Sie kritisch – und gesund!

★ So ein Witz!

Manchmal ist es besser, etwas nüchtern zu betrachten, obwohl es besoffen einfacher wäre.

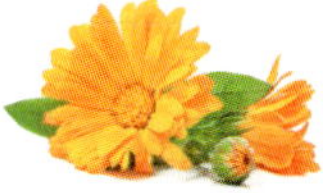

Heilkräuter für Männer

- Das **Kleinblütige Weidenröschen** wirkt prostatastärkend und sollte daher über mehrere Wochen als Tee getrunken werden.

- Sofern keine Histamin-Unverträglichkeit besteht, ist die **Brennnessel** in allen Variationen geeignet. Dieses köstliche »Unkraut« ist eine hilfreiche Unterstützung bei Prostatabeschwerden.
  Die Brennnessel hat einen hohen Gehalt an Eisen und Kieselsäure. Der Brennnesseltee stärkt Nieren und Blase und kann auch über längere Zeit getrunken werden. Für den Tee verwendet man Blätter oder Wurzeln im Heißaufguss.
  Die beiden eben erwähnten Kräuter sind auch in meiner »Männerteemischung« enthalten.

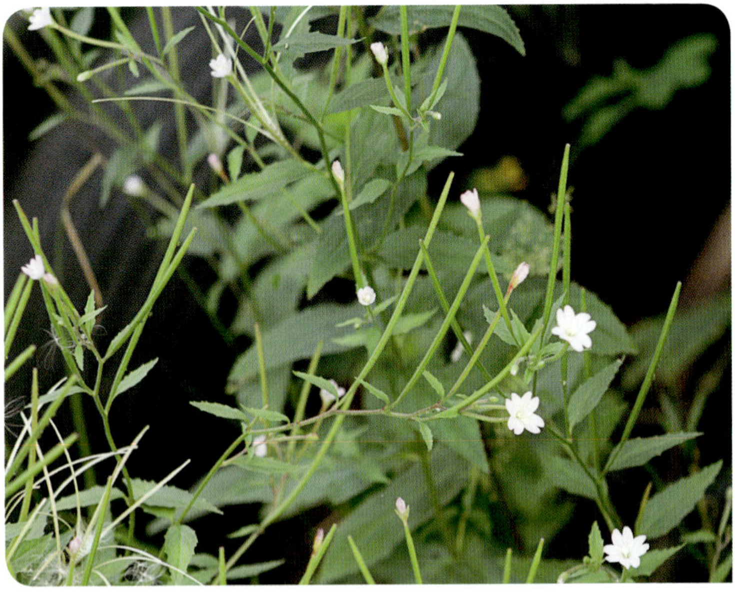

Das Kleinblütige Weidenröschen ist ein Männer-Kraut.

- Aufgrund ihres Vitamin-C-Gehalts empfehle ich, **Brennnesselblätter** auch roh zu verzehren. Dazu kurz mit kaltem Wasser abspülen oder in einem Tuch reiben. So werden die Brennhaare entfernt und die Brennnesselblätter lassen sich angenehm essen.

- **Brennnesselsamen** sind von Juni bis August zu finden. Am besten einen bis zwei Esslöffel täglich aufs Butterbrot oder über den Salat streuen oder in einen (Topfen-)Aufstrich mischen! Die Samen wirken sich positiv auf die Prostata aus.

- Noch ein Tipp: Frei verkäufliches, modifiziertes **Citruspektin** (kurz MCP) sollte bei Prostata-, Leber- und Darmkrebs zur Unterstützung und Vorbeugung in Betracht gezogen werden.

Mein Lieber, ich wünsche in allen Stücken, dass es dir wohl gehe und du gesund seiest, wie es denn deiner Seele wohl geht.
(3. Johannes 2)

★ **So ein Witz!**
Was bedeutet die Abkürzung MODE? – Männer opfern das Ersparte.

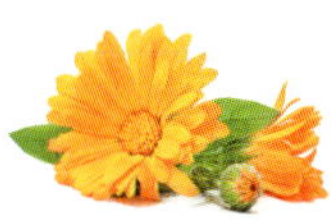

3. Unten dicht, oben licht ohne Verzicht

In diesem Kapitel geht es um Blasen-, Nieren- und Harnwegsprobleme und um die liebe Vergesslichkeit, die uns häufig plagt. Viele Betroffene stehen diesen heiklen und teils peinlichen Themen ratlos gegenüber.

Was ist zu tun bei brennenden, stechenden und ziehenden Schmerzen in der Blasengegend? Sofort mit Hausmitteln reagieren – und die Behandlung niemals auf den nächsten Tag verschieben!

Bei Blut im Harn oder Fieber müssen Sie auf jeden Fall sofort zum Arzt.

Frauen ignorieren die ersten Anzeichen von Unterleibsbeschwerden gerne, aber genau da liegt die Stärke der Heilkräuter, und die Selbstverantwortung ist wieder gefragt.

Tipps zur wirksamen Nierenpflege

- Empfehlenswert sind Sitzbäder mit **Zinnkraut** oder zwei Esslöffeln **Schwedenbitter**. Dazu einige Häferl spezieller **Nierenkräutertee**, der sozusagen ein natürliches Antibiotikum enthält. Zur Vorbeugung sollte immer ein Nierentee oder mein spezieller **Muskel- und Gelenktee** auf Lager sein.

- Eine regelmäßige Entleerung der Blase ist wichtig. Vermeiden Sie es, den Harn anzusammeln oder zu verhalten.

- Trinken Sie genug Wasser, und zwar 30 ml pro Kilogramm Körpergewicht. Zeigt die Waage ca. 70 Kilogramm, sollte die Flüssigkeitsmenge täglich 2,1 Liter betragen. Menschen mit vegetarischer und veganer Ernährung können den Flüssigkeitsbedarf auch geringer halten.

- Auch wenn Sie nachts häufig aufstehen müssen, sollten Sie dennoch genug trinken. Den größten Flüssigkeitsverzehr schafft man am Vormittag. Vermehrtes Trinken schwemmt festsitzende Bakterien aus der Blase und bringt dadurch Erleichterung. Ein hilfreicher Tipp: Einen halben Liter Wasser mit einem Esslöffel **Schwedenbitter** rasch nach dem Frühstück trinken.

- Der Verzicht auf scharfe Speisen ist sinnvoll, sonst werden die Schleimhäute unnötig gereizt.

- **Schwedenbitter-Auflage** in der Nacht. An Stellen, wo der Schwedenbitter die nackte Haut berührt, sollte ein Ringelblumenbalsam als Unterlage verwendet werden.

- Meine heiß geliebte **Wärmeflasche** kommt immer wieder zum Einsatz. Wird die Haut in der Umgebung eines Schmerzherdes auf über 40 Grad Celsius erwärmt, aktiviert diese Wärme spezielle Hitzerezeptoren. Diese wiederum blockieren die Schmerzwahrnehmung und man spürt nur noch die wohltuende Wärme. Forscher konnten inzwischen nachweisen, dass die gute alte Wärmeflasche den chemischen Mitteln in nichts nachsteht.

- Niemals sollten Füße kalt sein, weder tagsüber noch im Bett! Wenn es doch passiert, einfach ein wohlig warmes Fußbad mit einem Esslöffel Salz (Tafelsalz tut's auch) zubereiten und die Füße anschließend mit einem wärmenden Muskel- und

Gelenkbalsam massieren. Warme Körperregionen sind besser durchblutet und das Immunsystem kann auf Bakterien besser reagieren.

- Keine Intimsprays verwenden.

- Nasse Badekleidung immer rasch wechseln.

Einfache Übungen für zwischendurch

Jede dieser nieren- und blasenstärkenden Übungen sollte acht Mal hintereinander gemacht werden.

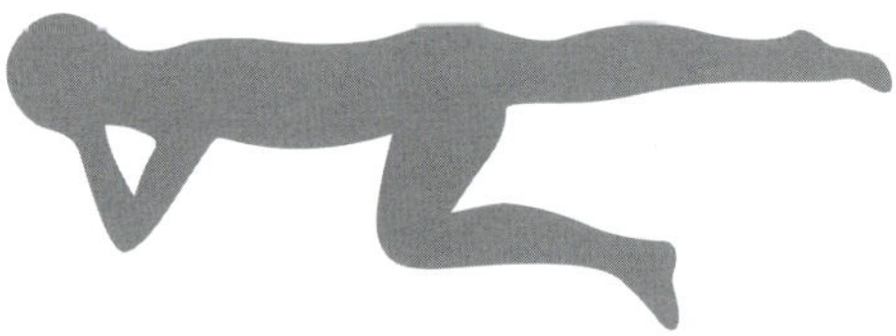

Legen Sie sich flach auf den Bauch und winkeln Sie abwechselnd ein Bein an. Spannen Sie nun abwechselnd Ihre Bauch-, Gesäß- und Beckenbodenmuskeln an. Halten Sie die Anspannung jeweils für zwei bis drei Sekunden.

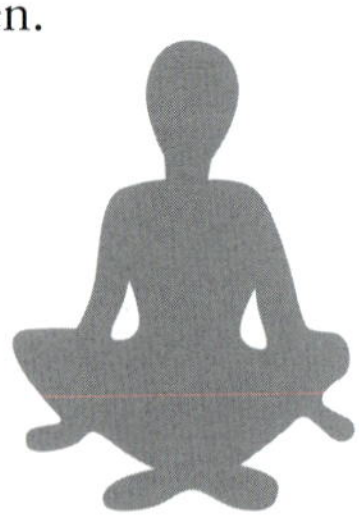

Setzen Sie sich im Schneidersitz auf den Boden, halten Sie den Rücken gerade und stützen Sie sich mit den Händen ab. Jetzt heben Sie die Beckenbodenmuskeln nach oben und innen.

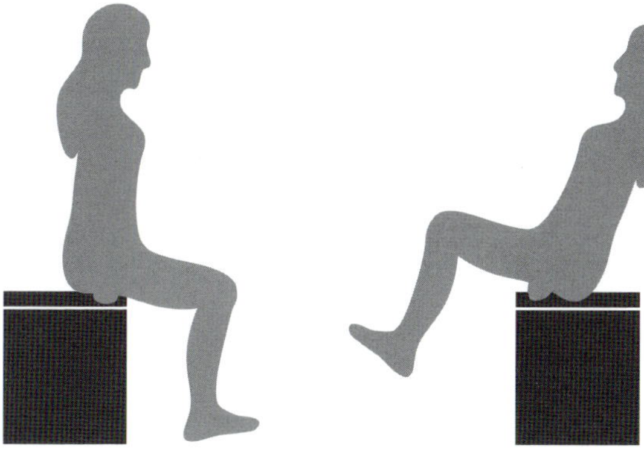

Setzen Sie sich auf einen Stuhl und stellen Sie die Füße auf den Boden. Nun heben Sie die gestreckten Beine mit geschlossenen Knien und geradem Rücken vom Boden ab. Atmen Sie dabei aus und spannen Sie die Gesäß- und Bauchmuskulatur für einige Sekunden an. Beim Einatmen setzen Sie die Füße wieder auf dem Boden ab.

Eine gute Übung, um die Rumpfmuskulatur zu stärken, den Rücken zu entlasten und das Gleichgewicht zu trainieren, ist der »**Ein-Fuß-Stand**«. Er ist ganz einfach und überall durchzuführen! So können Sie ihn zum Beispiel leicht beim Zähneputzen, Kochen, Telefonieren, Fernsehen etc. praktizieren. Es reichen kurze Übungseinheiten. Den Erfolg werden Sie bald merken.

Training für die grauen Zellen

Unsere Gehirnzellen brauchen genauso regelmäßiges Training und Betätigung wie unser übriger Körper, um nicht zu verkümmern. Sie jubeln besonders über Hausverstand, Bauchgefühl und einen liebevollen Umgang mit uns selbst. Positiv denken – das hören wir an jeder Ecke, der Ausdruck ist schon in die Jahre gekommen. Positiv handeln ist jetzt dran! Und das sollten wir bewusst umsetzen. Zum Beispiel mit täglicher Bewegung an der frischen Luft.

Auch gesellige Runden und viele soziale Kontakte halten geistig fit. Studienergebnisse mit Senioren haben gezeigt, dass häufiges Singen, Tanzen (Bewegung!) und Kartenspielen helfen, der gefürchteten Demenz vorzubeugen.

Auch mit gesunder Ernährung können Sie viel für das »Oberstübchen« tun. Die Köstlichkeiten für ein gutes Gedächtnis bis ins hohe Alter sind Wasser, Samen, Nüsse, hochwertige Öle, Rohkost, grünes Gemüse, Obst, Eier, Vollwertspeisen und gelegentlich ein Glas Rotwein. Verzichten Sie auf Zucker, wo und wann immer es geht.

Wenn Sie Medikamente einnehmen müssen, sollten Sie mit Ihrem Arzt Möglichkeiten erarbeiten, wie einzelne Gesundheitsprobleme auch mit einfachen Hausmitteln gelöst oder gemindert werden können. Bestimmte Medikamente sind mit Nebenwirkungen verbunden, die unsere Gedächtnisleistung schmälern können (wie Cholesterinsenker, Magensäureblocker, Nerven- und Schlafmittel).

Mein Herz war verbittert, mir bohrte der Schmerz in den Nieren, ich war töricht und ohne Verstand.
(Psalm 73,21)

Hilfe für geschwollene Beine

Das typische Frauenleiden bei Berufen mit langen Steh- und Sitzzeiten sind diese unangenehmen dicken Knöchel oder Unterschenkel. Das Blut sackt in die Beine, die Schuhe beginnen zu drücken und die Sockenbündchen hinterlassen Einkerbungen. Geschwollene Beine treten häufig in Verbindung mit den genannten Beschwerden auf. Bleibt die Schwellung trotz Hausmittelanwendungen bestehen, sollte unbedingt ein Arzt zu Rate gezogen werden. Auch der Griff zur Entwässerungstablette sollte nie ohne ärztliche Verordnung erfolgen.

Hier einige einfache, natürliche Maßnahmen gegen Beinschwellungen:

- Wassertreibende Wirkung erreichen Sie mit **Zinnkrauttee** oder **Brennnesseltee**.

- Kochsalz sollte gegen **Natursalz** (z. B. Altausseer) getauscht werden.

- Der Verzicht auf geräuchertes Fleisch und Dosenfisch ist ratsam. Besonders gut schmecken lassen sollten Sie sich hingegen Naturreis, Kartoffeln, Nüsse, Datteln und grüne Bohnen, frische **Wildkräuter** wie Vogelmiere, Giersch und Brunnenkresse.

- Kneippsches **Wassertreten** und das Hochlagern der Beine ist auf jeden Fall einen Versuch wert. Beides fördert den Abfluss von Körperflüssigkeiten aus den Beinen.

- Der zarte **Rotes-Weinlaub-Balsam** ist für mich die angenehmste Möglichkeit für eine spürbare Entlastung der Beine.

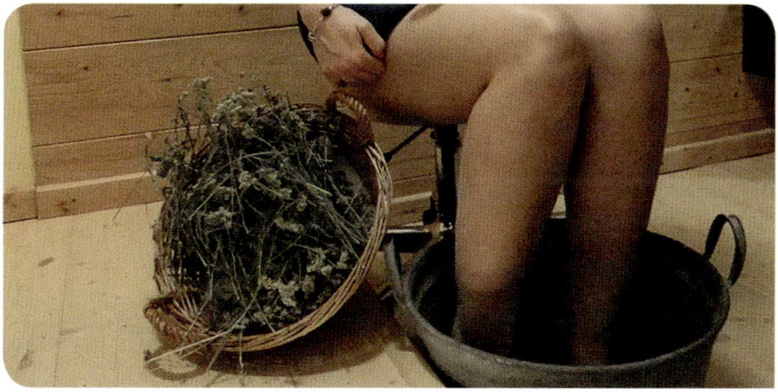

Ein Fußbad als probates Hausmittel gegen geschwollene, schwere Füße.

4. Altern ohne Alzheimer

Alzheimer ist die häufigste Demenzerkrankung, Tendenz steigend. Hauptbetroffen sind Menschen über 65, es trifft aber bereits auch jüngere. Die Ursachen sind nicht ausreichend geklärt, es gibt viele Mutmaßungen. Tatsache ist, dass Nervenzellen absterben und die geistige Leistungsfähigkeit immer mehr nachlässt. Erste Anzeichen von Alzheimer können Gedächtnis-, Orientierungs- und Sprachstörungen sein.

Laut Aussagen von unabhängigen Spezialisten sind Gedächtnisprobleme, Konzentrationsstörungen und Alzheimer nichts anderes als Mangelerscheinungen. Häufig werden Alzheimermedikamente verordnet, obwohl die Anzeichen auf andere Störungen hindeuten, wie Flüssigkeitsmangel, Infektionen, Schilddrüsenunterfunktion, Alkoholmissbrauch, Hirnverletzungen und Nebenwirkungen von Medikamenten. Die AgeCoDe-Kohortenstudie von 2001–2003 zeigt auf, dass von 2000 untersuchten Senioren 1500 aufgrund einer Fehldiagnose Alzheimermedikamente verordnet bekamen.

Der Neurologe Dr. Dale Bredesen vom Alzheimer Forschungszentrum der Universität Kalifornien sagt, dass Alzheimer nicht unvermeidbar sei und es Hoffnung gebe. Alzheimer sei aufhaltbar und umkehrbar. (Vgl. »Geistig FIT fürs ganze Leben«, siehe Quellennachweise).

Die Antworten auf Alzheimer warten in den Startlöchern! Die milliardenschweren Pharmafirmen haben große Probleme, ihre bestgehüteten Geheimnisse der modernen Alzheimer-Medizin weiter zu verbergen, nämlich dass viele Medikamente nichts als Placebos bzw. wirkungslos sind. An vielen Stellen öffnen sich in den Medien Informationsströme, die ein neues Licht auf diese Geißel der Menschheit richten.

Jeder will möglichst alt werden und dabei körperlich und geistig fit bleiben. Dass mit gesunder Ernährung ein gewisser Schutz vor Alterserscheinungen und Alzheimer erzielt werden kann, weiß man. So werden zum Beispiel Heidelbeeren als Superfrucht fürs Gehirn gehandelt, und auch Kakao oder Schokolade (selbstverständlich ohne Zucker) soll den geistigen Abbau hintanhalten. Wir alle wissen aber, dass es keine Wunderpillen, keine Wunderheilung über Nacht und schon gar keine Impfung gegen das Vergessen gibt. Selbstverantwortung ist gefragt!

Vorbeugen gegen Demenz

1. Sechs bis acht Stunden schlafen ohne Schlafmittel.
2. Täglich Bewegung an der frischen Luft.
3. Den Zucker in der Ernährung stark reduzieren.
4. Über sechs Wochen täglich fünf Kaffeelöfferl Kokosöl einnehmen.
5. Soziale Kontakte pflegen. Der einfachste Alzheimerschutz liegt vor der Haustür: Auf zum Nachbarn, gehen Sie gemeinsam eine Runde spazieren, spielen Sie Karten. Sie können auch in einem Verein oder Gruppe gemeinsam singen, tanzen oder verreisen.
6. Übergewicht abbauen.
7. Überlastung und Unterforderung vermeiden.
8. Bleiben Sie lebenslang neugierig, nehmen Sie am Leben der Kinder teil. Schöne, interessante Begegnungen und Erlebnisse führen zur Ausschüttung von Glückshormonen. Dies wiederum wird weniger Gedächtnislücken zulassen.

★ **So ein Witz!**

Alt ist man dann, wenn die Zähne auswärts schlafen.

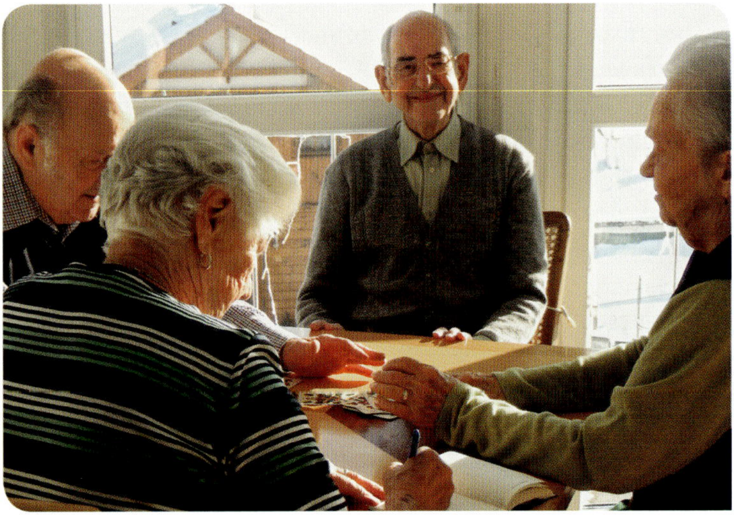

Kartenspielen hält geistig fit und senkt das Alzheimer-Risiko.

Es ist wichtig, dass wir unsere Eltern und Großeltern unterstützen und ermuntern, sich immer wieder auf neue Dinge einzulassen. Halten Sie die grauen Zellen auf Trab! Genauso wie Ihren Körper. Bewegung ist entscheidend, ob Spazierengehen, Gymnastik oder Tanzen, alles tut gut und hält zudem geistig fit!

Werfen Sie auch einmal einen genauen Blick auf den verordneten Medikamentencocktail und besprechen Sie ihn mit Ihrem Arzt. Was davon ist nötig, was nicht (mehr)? Eventuell sind Medikamente überflüssig geworden, weil nun verschiedene Lebenssituationen stressfreier sind als früher, etwa in der Berufszeit. Manchmal kann es allein durch starke, unkontrollierte Wechselwirkungen von

Medikamenten zu geistiger Verwirrtheit kommen. Alles schon da gewesen.

Leider werden die meines Erachtens häufigsten Ursachen von Alzheimer meist verschwiegen: An oberster Stelle stehen die vielen aluminiumhaltigen Medikamente, an zweiter Stelle eine mineralstoff-, vitamin- und flüssigkeitsarme Ernährung, und nicht zuletzt trägt Bewegungsmangel seinen Teil zum Dilemma bei. Kämpfen wir aktiv dagegen an!

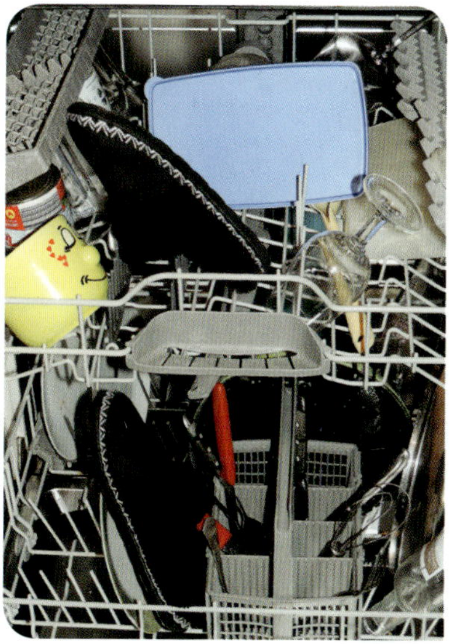

Ein Zeichen von Demenz: Schlapfen im Geschirrspüler.

Lobe den Herrn, mein Gemüt, und vergiss alle seine Wohltaten nicht! Er vergibt alle deine Sündenschuld und heilt alle deine Krankheiten.
(Die Psalmen 103,2–3)

5. Gelenke ohne Schmerzen

Wenn man sich fühlt, als wäre man eingerostet, die Schmerzen schon beim Aufstehen in die Glieder fahren und einen den ganzen Tag quälen – dann ist es höchste Zeit für Veränderung. Beginnen Sie noch heute damit! Nicht nur diverse Schmerztabletten sollten Sie im Alltag begleiten, es gibt viele Alternativen dazu. Schmerzmittel können zwar Entzündungen hemmen, wirken sich aber meist negativ auf die schützende Magenschleimhaut aus. Damit ist der Sprung ins kalte Wasser vorprogrammiert ...

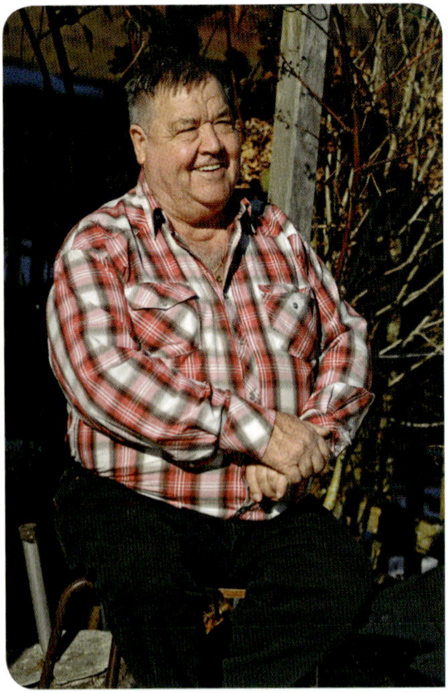

Mit Humor zum Traumgewicht, um die Gelenke nicht unnötig zu belasten.

★ **So ein Witz!**
Die Bodenschätze im Alter sind Silber im Haar, Gold in den Zähnen und Blei in den Beinen!

Das schafft Erleichterung

- Haben Sie zu viele Kilos auf den Rippen? Bauen Sie Übergewicht ab, ansonsten belasten Sie die Gelenke zusätzlich und fördern ihren Verschleiß.

- Absolvieren Sie eine persönliche **Bewegungstherapie**, die ein Physiotherapeut oder eine Physiotherapeutin mit Ihnen gestaltet.

- Ein **täglicher Spaziergang** von zwanzig Minuten, im Optimalfall mit direkter Sonnenbestrahlung, das bringt zusätzlich **Vitamin D**. Die flotte Bewegungseinheit darf auch an trüben Tagen nicht gestrichen werden. Lassen Sie keine Ausrede gelten.

- **Knoblauch**, **Zwiebeln**, **Lauch** und **Kohl** in allen Varianten essen.

- Zweimal täglich eine Tasse **Muskel- und Gelenktee** trinken.

- Täglich einen gestrichenen Kaffeelöffel **Dolomit** mit Wasser einnehmen.

- Einen Esslöffel **Schwedenbitter**, verdünnt mit Wasser, zur Blutreinigung einnehmen.

- Die **Füße warm** halten, zum Beispiel mit einem Fußbad und wärmendem **Muskel- und Gelenkbalsam**.

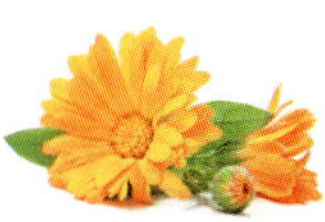

- Wärmeflasche oder Eisbeutel auf die schmerzende Stelle legen, je nachdem, was individuell guttut.

- Die betroffenen Stellen mit einem lauwarmen **Salzbad** verwöhnen.

- Zwei Esslöffel **Braunhirse** (enthält Kieselsäure) mit Wasser oder Joghurt essen.

- **Schwedenbitterbalsam** auf die schmerzende Stelle streichen.

- Der Abbau- und Alterungsprozess lässt sich buchstäblich auf köstliche Weise verlangsamen, und zwar mit **Bitterschokolade** (mit 70 bis 75 Prozent Kakaoanteil). Mein Tipp: Einige angewärmte Schokoladestücke in gehaltvollen, guten **Rotwein** legen und sich an diesem entzündungshemmenden Wohlgenuss erfreuen.

Ein Nachsatz an Eltern, die nur vegane (pflanzliche) Ernährung für ihre Kinder für richtig halten: Sie sollten sich über die Knochensubstanz der Heranwachsenden Gedanken machen. Knochenmasse wird nur bis zur Pubertät gebildet, dann ist es zu spät!

Ein gütiges Herz ist des Leibes Leben, aber Neid ist wie Eiter in den Gebeinen.
(Sprüche 14,30)

6. Erschöpfung ohne Ende?

Ich nenne es »Erschöpftheit«, dieses Gefühl, das uns in vielen Lebenssituationen die Schuhe auszieht.

Geschlaucht! Atemlos! Hilflosigkeit! Totale Erschöpfung.

Stehen wir doch zu diesem Unvermögen! Lassen wir Schwäche zu. Im Rückzug steckt manchmal viel Kraft und Schöpfergeist für Neues. Ich muss nicht überall dabei sein, das Leben da draußen spielt auch ohne mich den Walzer im Dreivierteltakt. Einfach einmal, oder besser, öfter bestimmt NEIN sagen und sich dabei gut fühlen! Ganz ohne schlechtes Gewissen! Mit der Zeit erleben Sie eine tief gehende, beruhigende Entspannung, es folgt eine Aktivierung der Lebensgeister.

Fragen Sie sich: Renne ich mit dem selbst gemachten Freizeitstress vielleicht nur weg, flüchte ich damit aus meiner momentanen Ausweglosigkeit, aus der tiefen Verzweiflung, unbewältigten Ängsten, vor den Angriffen sogenannter Freunde?

Keine Sorge, solche bedrückenden Gefühle sind völlig normal, sie gehören zu mir. Es steht mir zu, auch schwach zu sein. Ich wundere und frage mich: »Warum empfinde ich es so und was kann ich tun, was ändern, damit mich diese Gefühle wieder verlassen?« Nach einem Atemzug Pause dann die Frage: »Wieso ändern? Wer zwingt mich dazu? Zwinge ich mich selbst dazu? Meine Vergangenheit, mein Umfeld?«

Zurückgefahrene Illusionen bedeuten keine Schwäche, sondern Reife, und sie sind Erfahrungen, die die eigene Lebenszeit wertvoller machen.

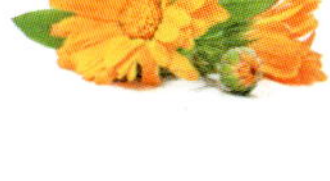

Verweilen wir gedanklich lange bei einem negativen Erlebnis oder Ereignis, erzählen wir es dem Hans, der Trude, der Nachbarin und der Oma, dann wird es unsere Gedankenwelt immer wieder und stärker beeinflussen. Auch das Unterbewusstsein wird nachts noch Schwerarbeit haben, unsere Organe zur Ruhe zu bringen. Jedes Mal, wenn man sich daran erinnert oder darüber spricht, regt man sich erneut auf. Verändern wird sich nichts, außer dass der Blutdruck steigt, der Magen rumort und der Kopf brummt. Es kommt zu einer neuen Art der Niedergeschlagenheit und Hilflosigkeit.

Gravierende Belastungen sind der Groll, die Wut und die empfundene Machtlosigkeit gegen das Unrecht in der Welt. Ich selbst bin eine besonders hart Betroffene bei diesem »Laster« ... Mein Rettungsanker ist der Glaube an Jesus Christus, denn ich weiß, mir wird letztendlich immer nur jene Last aufgeladen, die ich zu tragen vermag. Dieses Versprechen steht für alle in der Bibel.

An das Positive glauben

Lassen wir uns doch von den kleinen, schönen Überraschungen des Lebens aus dieser trügerischen Falle von Erschöpfung und Wut holen! Jeder neue Tag hat 24 Stunden, die viel Positives und Schönes für uns bereithalten. Wir müssen es nur sehen, bemerken, bewusst wahrnehmen!

Genießen wir das Geschenk, ohne Schmerzen aus dem Bett zu steigen. Dem folgt ein genüssliches Recken und Strecken, um dann die Nasenspitze der Sonne entgegenzuhalten und froh den Tag zu beginnen. Was immer da auch kommen mag.

Das herzliche Lächeln eines Kindes erhellt unser Gemüt.

Die blinzelnden Sonnenstrahlen auf dem Frühstückstisch erfreuen das Herz.

Die schnurrende Katze wartet darauf, gestreichelt zu werden.

Der Anruf einer Bekannten, die vielleicht meinen Rat benötigt.

Ein liebes Mail, ein unerwartetes Danke, eine erfüllte Bitte.

Das zarte Pflänzchen an der Hausmauer, der neue Trieb an der Orchidee, der Nachbar, der heute seinen Rasen schon vor Samstagnachmittag mäht, das alte Lied im Radio, das alles sind Streicheleinheiten fürs Gemüt. Unzählige schöne, scheinbar nebensächliche Dinge lassen unsere Seele aufblühen. Achten Sie darauf! Erden wir uns doch im normalen Alltag und erwarten wir keine Wunder – außer diese ganz kleinen, die wir nicht übersehen dürfen.

Wahres Glück hängt nicht von äußeren Lebensumständen wie Wohlstand, Reichtum, Gesundheit oder Alter ab, sondern davon, wie wir auf das Leben reagieren (positiv!) und mit Problemen umgehen.

Glücklichsein

- schützt vor Herz- und Kreislauf-Erkrankungen (z. B. Herzinfarkt)
- baut ein robustes Immunsystem auf
- verringert die Krankheitsanfälligkeit
- reduziert die Stresshormone im Blut
- verlängert die Lebenserwartung!

Anleitung zum Unglücklichsein:

- mit sich selbst unzufrieden sein
- sich mit anderen vergleichen
- neidisch auf andere sein
- keine Dankbarkeit für das empfinden, was man hat
- mit dem Älterwerden hadern
- alles perfekt machen wollen
- sich selbst und anderen keine Fehler oder Schwächen verzeihen
- sich als Opfer der Lebensumstände sehen
- ständig an Krankheiten denken und darüber jammern.

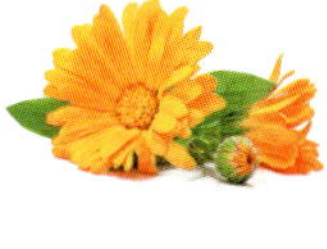

Kennen Sie die sogenannte »los«-Krankheit, vielleicht sogar aus eigener Erfahrung? Sie hat deutliche Anzeichen, die sich wie folgt beschreiben lassen: antriebslos, aussichtslos, sinnlos, freudlos, gefühllos, anteilnahmslos, interessenlos, mutlos, kraftlos, energielos, gottlos, humorlos, hoffnungslos.

Treffen einige dieser hinunterziehenden Merkmale auf Sie zu, und dauern diese länger an, sollten Sie sich mit einer guten Freundin, einem guten Freund oder einem Therapeuten austauschen.

Bei tristen, depressiven Gedanken im nebligen Herbst oder dunklen Winter hilft manchmal auch schon eine Tageslichtlampe mit 10.000 Lux, um buchstäblich mehr Licht ins Leben zu bringen und die Stimmung aufzuhellen.

Bei meinen sommerlichen Kräuterwanderungen ermuntere ich meine Besucher, das strahlend gelbe **Johanniskraut** für den Herbst zu sammeln. Der Genuss von täglich zwei Tassen dieses duftenden Tees bringt Wärme und Entspannung bei trüben Wetterlagen. Es sollten keinesfalls mehr als zwei Tassen sein. Bei selbst gepflücktem **Johanniskrauttee** kann man nach 14-tägiger Anwendung bereits eine merkliche Aufhellung des Gemütszustands bemerken.

Bei leichten Depressionen empfiehlt sich die folgende Kombination: Johanniskrauttee und ausreichend Bewegung an der frischen Luft! Dabei sollte im Herbst kein Sonnenstrahl ausgelassen werden.

Wohltuend ist auch das **Johanniskrautöl**. Es selbst herzustellen, würde ich generell jedem für das eigene Wohlfühlprogramm raten, das ist gar nicht schwer (siehe unten).

Im Frühsommer findet man viele strahlend gelbe Johanniskrautblüten an Waldrändern, Wegen und Böschungen. Die Blütenkapseln sollten im besten Fall um die Mittagszeit bei strahlendem Sonnenschein gepflückt werden. Wir erkennen einen zweikantigen Stängel, der äußerst selten in der Natur vorkommt. Hält man die zarten gelben Blätter des Johanniskrauts gegen das Licht, entdeckt man helle

Punkte, die wie kleine Löcher aussehen. Es handelt sich um Sekretbehälter, die wertvolle ätherische Öle und Harze enthalten.

Fertige Johanniskraut-Präparate sind etwas kritischer bezüglich der hormonellen Wirkung zu sehen.

Der Name Johanniskraut bezieht sich übrigens auf den Johannistag (24. Juni), das Hochfest der Geburt des Heiligen Johannes des Täufers, da die Pflanze um diesen Tag herum blüht.

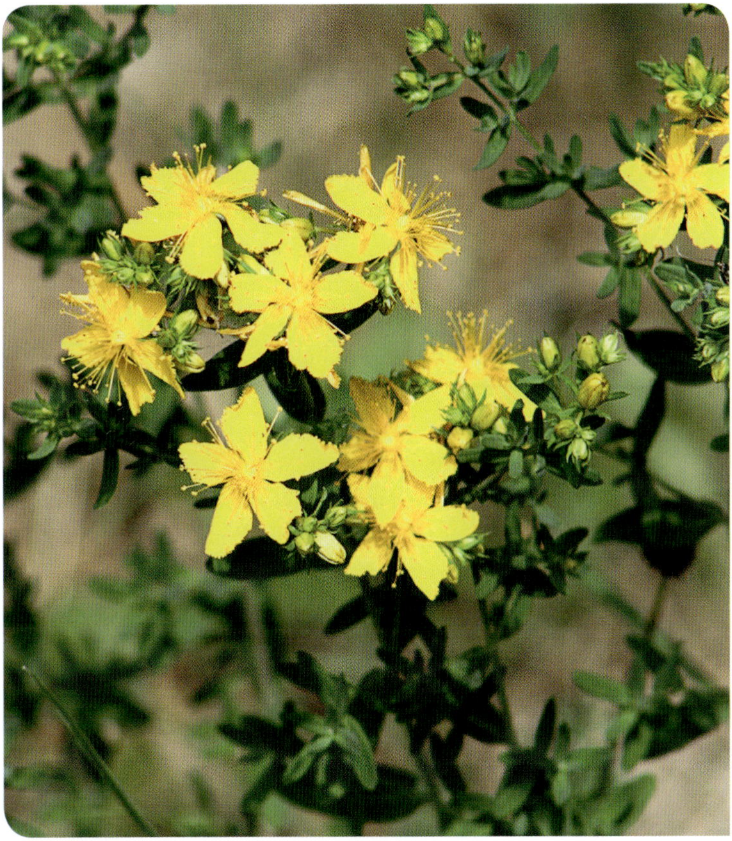

Johanniskraut, ein natürlicher, pflanzlicher Stimmungsaufheller.

Zubereitung von Johanniskrautöl

In eine weithalsige Glasflasche (oder ein Marmeladeglas) füllt man 100 g zerstoßene Johanniskrautblüten und -kapseln und übergießt sie mit 500 ml hochwertigem, kalt gepresstem Öl. Die Flasche stellt man drei Tage unverschlossen zur Gärung an einen sonnigen Ort. Danach verschließen und weiter an der Sonne reifen lassen. Hin und wieder leicht schütteln. Die Blüten sollten immer gut mit Öl bedeckt sein.

Nach 14 Tagen gießt man die Blüten ab und ersetzt diese durch frische, die nun genauso wie zuvor verarbeitet werden. Nach einigen Wochen erhält man ein leuchtend rotes Heil- und Pflegeöl, das ohne Blütenreste in dunkle Glasflaschen gefüllt wird. Das Öl ist über ein Jahr lang haltbar, lichtgeschützt lagern ist empfehlenswert. Ich lege bei der Johanniskrautöl-Herstellung deshalb gern eine zweite Ladung frische Blüten nach, damit das Öl besonders gut und schön rot wird.

Das Öl bringt etwa nach dem Duschen ein Wohlgefühl auf die feuchte Haut, dringt tief ein und sorgt für Entspannung und Erleichterung bei Muskel- und Gelenkbeschwerden, bei Muskelkater und Hexenschuss.

Die gewaltigen Herausforderungen in Schule und Beruf, im Studium, in der Kindererziehung und im gesamten privaten Umfeld sind für viele unerträglich geworden. Viele Betroffene verzweifeln, der Gang zum Arzt wird unausweichlich. Psychopharmaka werden rasch verschrieben, sind aber nicht immer nötig. Sie beheben eine Überlastung oder psychische Störung nicht nachhaltig, sondern dämpfen in der Regel nur das Allgemeinbefinden.

Mein Tipp: Versuchen Sie es mit einer Gesprächs- oder Verhaltenstherapie. Sie kann eingefahrene Verhaltensmuster und Denkstrukturen aufbrechen und so zu einer Veränderung, einer dauerhaften Verbesserung Ihrer Befindlichkeit führen. Nehmen Sie sich Zeit dafür, und nehmen Sie es ernst!

Anders verhält es sich bei einer Depression. Sie ist eine schwere, oft sogar lebensbedrohliche Erkrankung und unterscheidet sich wesentlich vom Gefühl der »Erschöpftheit«, das wohl jeder nach harten Arbeitstagen schon erlebt hat.

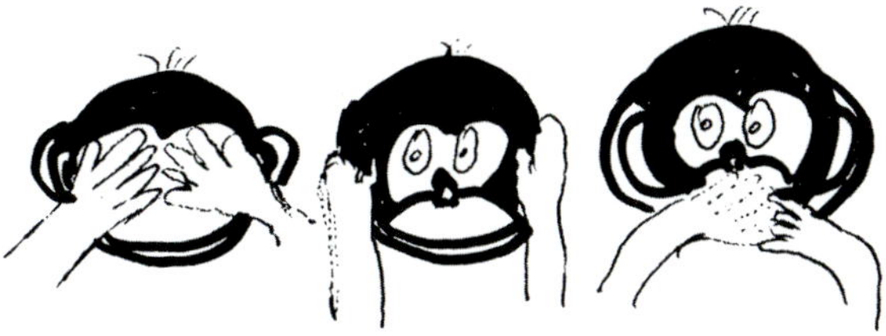

Nichts sehen, nichts hören, nichts sagen: Über Schlechtes hinwegsehen.

Ich selbst finde in einer absoluten Ruhephase die beste Erholung. Mir reichen dazu zehn Minuten: Nichts hören, nichts sehen, nichts riechen. Dabei lasse ich keinen aufkommenden Gedanken zu. Egal ob ich gehe, stehe oder liege, die absolute Ruhe ist mir heilig.

Unsere Eltern und Großeltern waren Meister auf diesem Gebiet, sie bewiesen Ausdauer und Demut!

Ich denke dabei auch an die körperliche Schwerarbeit, die viele Frauen früher zu leisten hatten, häufig gepaart mit hierarchischer Unterordnung. Diese Sichtweisen haben sich verändert, zum Glück, heute sprechen wir Ungleichbehandlung aus. Oder doch nicht?

Um uns einer guten körperlichen und seelischen Gesundheit zu erfreuen, sollten wir stets den Ausgleich zwischen Arbeit und Ruhe anstreben.

Gedenke des Sabbattages, dass du ihn heiligst. Sechs Tage sollst du arbeiten und alle deine Werke tun. Aber am siebenten Tage ist der Sabbat des Herrn, deines Gottes. Da sollst du keine Arbeit tun.
(2. Mose 20,8–10)

Dem Stress ein Schnippchen schlagen

Alltagsstress und gelegentliche Überforderung, Wut, Angst und Trauer gehören zu unserem Leben dazu. Sie sind Teil von oft bitteren, schwierigen Lebenssituationen und bedürfen in der Regel keiner medizinischen Behandlung. Wir erleben immer wieder Höhen und Tiefen, die das Leben spannend machen.

Von der Arbeit müde zu sein, bezeichne ich als angenehmes »Ausgepowertsein«. Wenn ich mir dann die nötige Ruhe gönne, die schmerzenden Beine mit einem Heilkräuterbad (mit selbst gepflückten Kräutern) verwöhne, einen duftenden Balsam vom Roten Weinlaub einmassiere und lese – das erlebe ich als befreiend, entspannend, bestätigend, lebenswert. Dann bin ich auch bereit für eine angenehme Nachtruhe.

Die pflanzlichen Wirkstoffe von Kräuterbädern durchdringen die natürlichen Hautbarrieren und hinterlassen ein angenehmes Gefühl der Erholung und Entspannung. Mit einem warmen Kräuterbad erreichen Sie Linderung von Beschwerden durch die ätherischen, hochwirksamen Öle.

Sitzbad:

- **Zinnkraut:** 36 Grad warm, bei Blasen- und Nierenschwäche, Wasserstau, Prostataleiden.
- **Heublumen:** für Erholung und Entspannung.

Fußbad:

- Absud vom **Zinnkraut**: bei Schweißfüßen; besonders wichtig bei Depressionen.

Wannenbad:

- Absud vom **Johanniskraut:** bei Hexenschuss, 36 Grad warm.
- **Lindenblüten:** bei Entzündungen.
- **Melisse:** bei Unruhe und Nervosität.

Der Ackerschachtelhalm, auch als »**Zinnkraut**« bekannt, transportiert die Schwermetalle aus dem Körper. Das Zinnkraut sollte jeder sammeln, es wird generell in seiner Wirkung unterschätzt. Mehr Informationen über die vielfältigen Wirkungsweisen dieser Pflanze finden Sie in meinem Buch »Mein Kräuterschatz. Eine leidenschaftliche Kräuterwanderung durch die Jahreszeiten« (Ennsthaler Verlag).

Seien Sie nicht perfekt!

Ich bin nicht perfekt, wir sind nicht perfekt, und das ist gut so! Der uns von den Medien vorgespielte und aufgezwungene Putzfimmel und Schönheitswahn(-sinn) macht vielen Menschen, vor allem uns Frauen, regelrecht täglich ein schlechtes Gewissen. Lassen Sie sich davon nicht vereinnahmen. Einem Ideal nachzulaufen, raubt uns die nötigen Ruhephasen, besonders nach einem anstrengenden Arbeitstag. Schauen Sie auf sich, vergessen Sie Vorgaben, die von außen kommen. Vergleichen Sie sich nicht mit anderen, speziell Figuren aus der Werbung.

Die Oma hatte Holz- und Steinböden im Haus, die wurden wöchentlich einmal mit der Bürste geschrubbt. Es war sauber genug, natürlich war der Besen mehrmals täglich im Einsatz. Warum nicht ihr nacheifern statt Werbefritzen nachlaufen?

Außerdem hatte Oma nur wenige Töpfe und ganz wenig Hausrat. Kaum Deko-, Mode- oder Trendartikel, die man haben »muss«. Und ja, weniger besitzen schafft weniger Arbeit ... Die ganzen vielen kitschigen Accessoires, meist nur unnötiger Staubfang, bescheren zusätzlich ruhelose Zeiten. Omas nette einfache gemütliche Küche wird heutzutage zu einer Fernsehstudioküche hochgestylt.

Die Werbung zwingt uns förmlich dazu, perfektionistisch zu leben. Leider bringt uns dies nichts als eine tägliche Zusatzüberforderung.

Damit alles bakterienfrei und chemisch rein erscheint, drücken wir zähneknirschend die nächste Putzstunde mit vielen verschiedenen Chemikalien durch. Jedes einzelne hochgepriesene Putzmittel entpuppt sich als Giftschleuder.

Würde uns, Ihnen ein täglicher Waldspaziergang nicht viel wohler tun als die Putzstunde?

Auch der Kühlschrank biegt sich meist unter der Last von Produkten aus allen Kontinenten. Man muss ja immer am Ball bleiben. Oft wird dann vieles wieder weggeworfen, aber man musste es ja haben, weil es die suggestive Werbung für wahr und unentbehrlich verkaufte.

Die unreif geernteten Früchte aus aller Herren Länder versprechen wunderwirksame Vitamine und gesundheitsfördernde Stoffe, und wir glauben das auch noch. Die Werbespots verschweigen wohlweislich den Einsatz von Pestiziden, den Vitaminverlust durch lange Transporte und die Sinnlosigkeit, anderen Ländern ihre Überlebensgrundlage zu rauben. Wir wundern uns nur, wenn auf einmal so viele Wirtschaftsflüchtlinge zu uns wollen ... Wir essen zu Billigstpreisen die Nahrungsmittel auf Kosten der sogenannten Entwicklungsländer.

★ **So ein Witz!**
Ein neuer Besen kehrt gut, ein alter findet jeden Dreck.

Essen wir uns in die nächste Depression?

Unabhängige Non-Profit-Organisationen, wie die amerikanische Mayo Clinic, vermuten, dass es eine enge Verbindung zwischen unserer Ernährung und Depressionen gibt. Der häufige Genuss von Transfetten (ungesättigte Fettsäuren, z. B. in Snacks, Fertiggerichten und Fast Food, industriell produzierter Nahrung) erhöht das

Krankheitsrisiko sehr stark. Die ungesunden Inhaltsstoffe könnten uns also regelrecht in die Depression treiben.

Immer wieder wird von Ärzten und Ernährungsexperten auch aufgezeigt, dass **frisches Obst und Gemüse** (am besten regional und saisonal) einen wirksamen Schutz gegen Depressionen bieten. Menschen, die täglich ausreichend von beidem essen, sind weniger anfällig für eine psychische Erkrankung.

Achten Sie stets auch auf eine ausreichende Versorgung mit Vitamin B12. Unter Fachärzten ist bekannt, dass es einen Zusammenhang zwischen einem Vitamin-B12-Mangel und Depressionen geben dürfte. Einen chronischen Vitamin-B12-Mangel haben vor allem Menschen, die sich streng ohne tierische Produkte ernähren. Auch die einseitige Ernährung vieler Senioren mit anhaltender Appetitlosigkeit hat häufig eine Unterversorgung mit Vitamin B12 zur Folge. In Kombination mit Flüssigkeitsmangel verschlechtert sich das Gedächtnis und die körperlichen Reflexe lassen nach.

Wenn wir uns wundern, dass die Oma geistig so nachlässt, sollte auf jeden Fall die tägliche Trinkmenge kontrolliert werden. Außerdem sollten wir so oft es geht, am besten täglich, mit der Oma an die Sonne gehen, sonst verkümmern die Organe und Stimmungsschwankungen mehren sich.

Ein bewährter Trick, damit Senioren und Getriebene, die zu wenig trinken, geistig rege bleiben:

Einen halben Liter Wasser mit einem Esslöffel **Schwedenbitter** versetzen. Dieses leicht bittere Getränk mögen ältere Menschen gerne.

Koriander-Pesto

Gewaschenen Koriander mit Altausseer Natursalz und Olivenöl in einen Mixer geben. So lange verrühren, bis eine cremige Masse entsteht. In ein Glas füllen und kühl stellen. Nehmen Sie davon täglich 3 x 1 Teelöffel zu den Mahlzeiten ein.

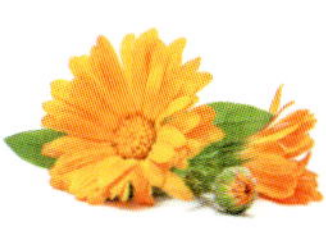

Ein natürliches, ausgezeichnetes und obendrein nebenwirkungsfreies Antidepressivum ist **Bewegung**! Diese Empfehlung darf aber nicht nur im Hinterkopf kreisen, nein, sie sollte jeden Tag als oberste Priorität aktiv umgesetzt werden. Regelmäßige flotte Spaziergänge und Radfahren bekämpfen nicht nur ungeliebte Fettpölsterchen, sondern kurbeln auch den Kreislauf an.

Sport fördert den Abbau von Stresshormonen und führt zur Ausschüttung von »Glückshormonen«, den Endorphinen (endogene Morphine, körpereigene Schmerzmittel). Daher sollte man im Kampf gegen depressive Phasen unbedingt auf Bewegung setzen, auch vorbeugend. Gut geeignet ist ein moderater Ausdauersport, wie Joggen, Radfahren oder Nordic Walking. Wenn Sie sich dabei auch noch einer geselligen Gruppe anschließen, fördern Sie gleichzeitig Ihre sozialen Kontakte und durchbrechen die Isolation.

Tipps gegen Erschöpfung zusammengefasst

- Weg mit Transfetten (in Snacks, Fertiggerichten und Fast Food).
- Täglich frisches, heimisches Obst, Gemüse und die vielen köstlichen Kräuter rund ums Haus.
- Nehmen Sie Ihre Gefühle bewusster wahr!
- Bleiben Sie gedanklich nicht lange an einem negativen Erlebnis/Ereignis hängen.
- Brechen Sie gewohnte Verhaltens- und Denkstrukturen auf! Gehen Sie doch einmal die Straße auf der anderen Seite entlang oder setzen Sie sich auf einen anderen Platz am Tisch. Es verändert einfach den Blickwinkel.

- Im Sommer bereits Johanniskraut für den Herbst sammeln (Tee, Johanniskrautöl selbst herstellen).

- Täglich auf ausreichende Flüssigkeitszufuhr achten, am besten Wasser oder Tee (pro Kilogramm Körpergewicht 30 Milliliter Flüssigkeit, das wären bei einer 65 kg schweren Frau etwa zwei Liter).

- Ein Fußbad mit selbst gepflückten Heilkräutern genießen. Genaue Tipps dazu finden Sie in meinem Buch »Ich steh' auf unsere Heilkräuter!« (Ennsthaler Verlag).

- Um die Konzentrationsfähigkeit bei Schülern und Erwachsenen zu steigern, bewährt sich Baldrian (Tinktur). Aber nur wenige Tropfen in ein Glas Wasser geben, sonst macht er müde.

- Besonders gute Erfahrungen habe ich mit meinem Neuschaltee gemacht. Über vier bis sechs Wochen empfiehlt sich diese Mischung aus besonderen Nierenkräutern, zweimal täglich getrunken. Dazu einmal täglich einen gestrichenen Teelöffel Dolomit einnehmen. Diese preiswerte Form von Kalzium und Magnesium bringt Erleichterung für Körper, Seele und Geist. Sie kräftigt die blanken Nerven und das übersäuerte Gewebe, stärkt das Hautbild und lässt die natürliche Schönheit erstrahlen. Viele weitere Tipps dazu finden Sie in meinem bereits erwähnten Buch »Mein Kräuterschatz«.

- Bewegung im Freien ist eine der wirksamsten Therapieformen. Es kostet keinen Cent, die herrliche Natur zu genießen. Täglich zwanzig Minuten flotte Bewegung ist ein Jungbrunnen für Gesunde und Genesende.

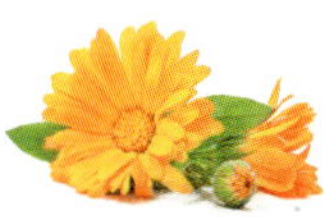

- Motivieren Sie ältere Angehörige zum Kartenspielen, Singen und Tanzen. Bringen Sie bei Besuchen keine zuckerhaltigen Geschenke mit!

- Kokosöl hat einen guten Ruf in Zusammenhang mit Demenz. Es soll in wenigen Wochen die Gehirnleistung verbessern. Versuchen Sie es einmal über einige Wochen mit täglich fünf Kaffeelöfferl voll hochwertigem, kalt gepresstem Kokosöl, es enthält vor allem wertvolle Omega-3-Fettsäuren. Achten Sie in dieser Zeit allerdings auf Ihren übrigen Fettkonsum und versteckte Fette!

- Cashewnüsse sollten in den besonders schwierigen depressiven Phasen sehr häufig genossen werden.

- Alles aussprechen! Wie bei einer eitrige Wunde muss alles heraus, der Geist wird frei und klar. Ein wertvoller Rat: Ärger und Probleme nicht in kleinen Portionen aussprechen, nicht schrittweise, sondern am besten auf einen Sitz! Befreien Sie Ihre Seele von schweren, oft unnötigen Lasten. Geben Sie sich einen kräftigen Ruck dazu, es ist nicht immer leicht.

Äußerer Stress bedeutet nicht, dass man keinen inneren Frieden haben kann. In der Bibel heißt es:
»Sorgt euch um nichts, sondern in allen Dingen lasst eure Bitten in Gebet und Flehen mit Danksagung vor Gott kundwerden! Und der Friede Gottes, der höher ist als alle Vernunft, bewahre eure Herzen und Sinne in Christus Jesus.«
(Philipper 4,6–7)

Ein Gedanke von mir für Sie

Plötzlich durchdringt das Gefühl des Verlassenseins die stürmischen Wogen des Lebens. In dieser Phase erreicht uns das Wort, der Trost oft zu spät oder vergebens. Bei dem schmerzlichen Alleinsein in diesem bedrohlichen Gewühl trägt uns Gott jeden Schritt mit Liebe und Gefühl.

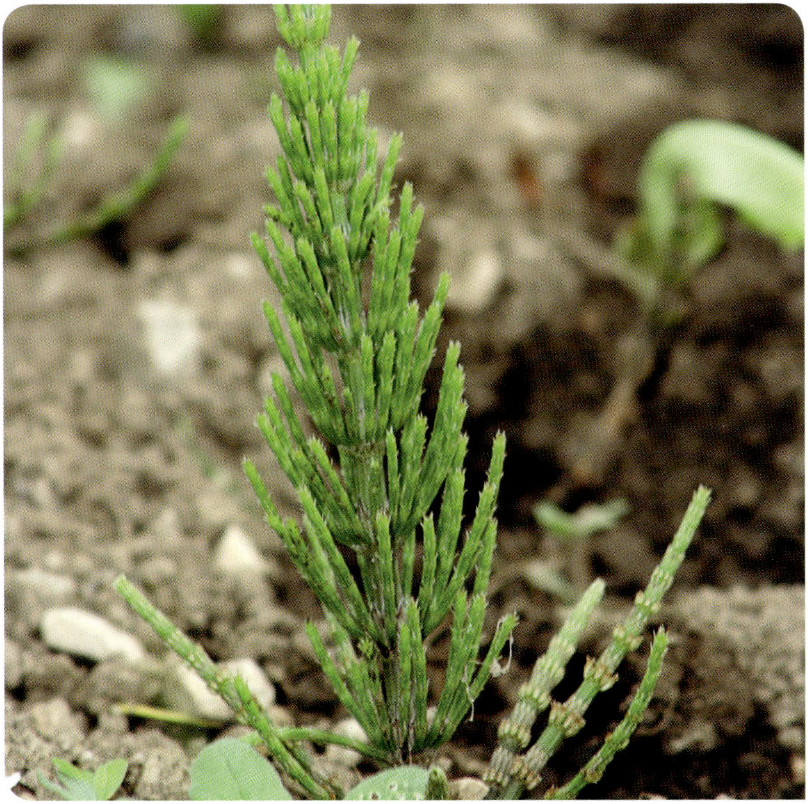

Zinnkraut hilft bei Blasen-, Nieren- und Nervenschwäche.

7. Wohlverdienter Schlaf ohne Unterbrechung

Der erhöhte Lärmpegel in unserem Alltag kann häufig zu Schlafproblemen führen, sei es der Lärm im Straßenverkehr, im Großraumbüro, aber auch in der Freizeit. In den eigenen vier Wänden bin ich sehr sensibel und kritisch, was Lärmquellen anbelangt. Zum Beispiel raubt die Dauerberieselung mit beunruhigenden Nachrichtensendungen das geistige Zurückfahren, das Zur-Ruhe-Kommen, es regt vielmehr erneut auf. Besonders unruhig machen mich persönlich auch die vielfach aggressiven Werbeblöcke bei manchen Radiosendern. Einfach um- oder ausschalten!

Geht es Ihnen auch so: Nach einem langen, arbeitsreichen und vor allem turbulenten Tag liegt man im Bett, ist müde und erschöpft und möchte nichts als in schönen Träumen versinken.

Doch von Entspannung keine Spur, die Beine ziehen, toben, brennen und fangen auch noch zu krampfen an. Eigentlich wollte man nur das Eine: schlafen! Und zwar ausgiebig und ungestört. Einfach wieder Energie sammeln für einen guten neuen Morgen. Stattdessen kreisen die Gedanken im Kopf. Schon spricht man mit sich selbst: »Ich muss einschlafen, ich muss jetzt wirklich schlafen.« Das Herumwälzen im Bett stört auch noch den Partner im Schlaf. Der Ärger über die Schlaflosigkeit bringt einen zum Verzweifeln, das geht manchmal über Stunden so dahin: »Warum kann ich bloß nicht einschlafen?«

Diesen »Horror« erleben viele Menschen mehrmals pro Woche. Am nächsten Tag erwachen die Betroffenen wie gerädert, haben Kopfschmerzen und Konzentrationsschwierigkeiten.

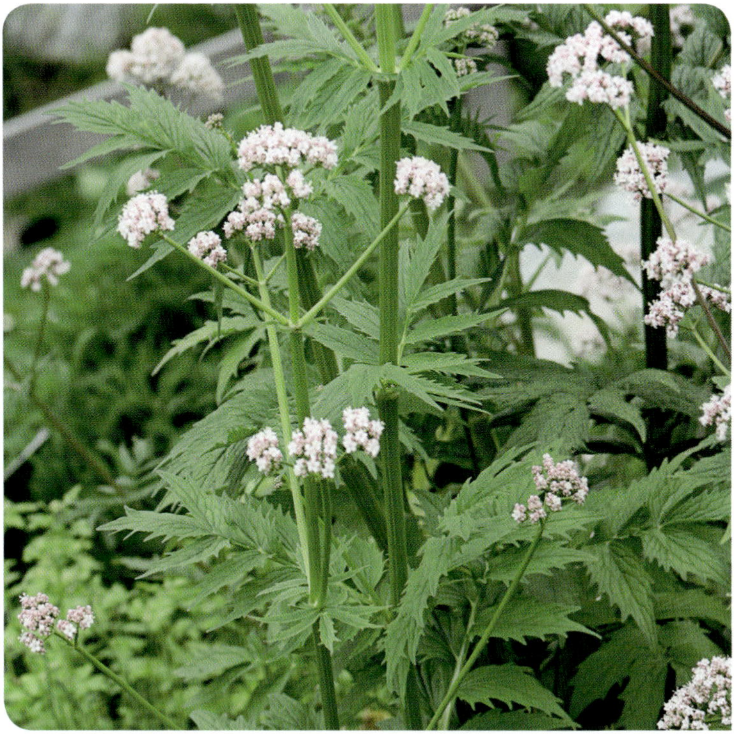

Baldrian, ein beliebtes Hausmittel bei Schlafstörungen.

Das Einnehmen von chemischen Schlafmitteln ist keine richtige, dauerhafte Lösung. Es raubt überdies viele schöne Träume und verkürzt die wichtige Tiefschlafphase. Die Nebenwirkungen von Schlafmitteln kennen alle leidenden Betroffenen.

Aus vielen Erfahrungsberichten habe ich eine Auswahl an alternativen, gesunden und nebenwirkungsfreien schlaffördernden Mitteln für Sie zusammengestellt.

»Wer arbeitet, dem ist der Schlaf süß.«
(Prediger 5,11)

Einschlafhilfen auf einen Blick

- Rohkost sollte nur bis 15 Uhr verzehrt werden, damit auch die Leber zur Ruhe kommt.

- **Baldrian** als »Nervenbad« zum Träumen. Die blühenden Baldrianstauden stehen im Spätsommer entlang schattiger, feuchter Wege.
  Für das Nervenbad:
  250 Gramm Blätter, Blüten und Wurzeln vom Baldrian ernten. Frische Pflanzenteilen eignen sich am besten, aber auch getrocknete sind zu empfehlen. Überbrüht wird die Droge für 15 Minuten mit kochendem Wasser. Nach dem Abseihen kommt der Absud ins Badewasser. Lassen Sie darin in einem zwanzigminütigen Vollbad Ihre Seele baumeln. Die Badetemperatur sollte nicht über 38 Grad Celsius liegen, sie würde sonst den Kreislauf zu stark belasten. Nach dem Bad eine ausreichend lange Ruhepause im Bett einplanen. Dieses Kräuterbad passt natürlich auch bestens vor dem nächtlichen Zubettgehen.

- **Baldrianwurzel-Tinktur:** Sie hat anders als chemische Schlafmittel kein Suchtpotenzial und lässt alle Organe natürlich regenerieren. Von der hochkonzentrierten Tinktur nehme ich 30 Tropfen in einem Glas Wasser, mit gutem Gewissen, für eine erholsame Nachtruhe. Der Vorteil des Baldrians: Er bietet eine verkürzte Einschlafphase und eine verlängerte Durchschlafzeit. Bei Schlafproblemen können wir auf die langjährigen Erfahrungen der alten Lehrmeister der Kräuterheilkunde, aber auch auf viele wissenschaftliche Nachweise zurückgreifen.

- Ein weiterer Tipp: **Frischluft im Schlafzimmer**! Wenn es möglich ist, sollte man im Frühling, Sommer und Herbst bei geöffnetem Fenster schlafen.

- Jede hitzige Diskussion in der Familie am Abend vermeiden. Sie raubt den Schlaf, wühlt zu viel auf. Versuchen Sie vielmehr, die **Harmonie** untereinander zu fördern. Einige nette, lobende Worte zum anderen schaffen eine positive Stimmung. Der Friede im Haus lässt jeden sanfter schlafen.

- Bewusst und nicht endlos und wahllos fernsehen. Das berühmte Nickerchen vor dem Fernsehapparat stiehlt Ihnen die Chance auf den Tiefschlaf.

- Das gesunde Schlafvolumen sollte sechs Stunden betragen, durchgehend, versteht sich. Studien haben ergeben, dass eine auf Dauer geringere Schlafzeit zu Demenz führen kann. Nur zur Erleichterung der Schlaflosen erwähnt: Alle, die regelmäßig mehr als neun Stunden schlafen, haben ebenfalls ein erhöhtes Demenzrisiko.

- Genießen Sie eine Tasse frisch gebrühten Tee mit **Melisse**, **Hopfen und Baldrian**. Auch etwas Honig darf nach Belieben in das Häferl.

- Einige Tropfen selbst gemachte **Johanniskraut-Tinktur** einnehmen.

- Etwas **Lavendelöl** auf das Kopfkissen träufeln.

- **Ernährung:** Der Verzehr von Bananen, Datteln und Kakao fördert das Schlafhormon (Melatonin) auf natürliche Weise. Es wird übrigens bei Dunkelheit in der Zirbeldrüse gebildet, daher sollte der Schlafraum auch immer **gut abgedunkelt** sein.

- Eine »exotische« schlaffördernde Möglichkeit: Einen Teelöffel voll mit **Blättern des Kratombaums** (heimisch in Südostasien)

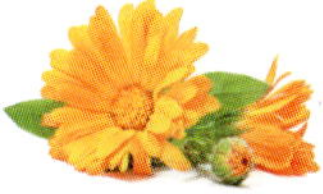

als Tee überbrühen, dies wirkt entspannend und auch schmerzlindernd.

- Eine nicht alltägliche Einschlafhilfe ist **ein Glas Bier**, es tut wirklich gut und beruhigt. Das Bier darf auch alkoholfrei sein. Hopfen und Malz, Gott erhalt's!

- Nichts lässt besser schlafen als die **Liebe**, auch die Liebe zu sich selbst. Seien Sie achtsam und nicht zu streng gegenüber sich selbst.

- **Beten** ist für mich persönlich die Entspannung der ersten Wahl, ich wende diese »Methode« erfolgreich bei Ein- oder Durchschlafstörungen an.

Und nun: Schlafen Sie gut!

Ganz ruhig kann ich mich schlafen legen, weil du, Gott, mich beschützt, bis ich morgen erwache.
(Psalm 3,6)

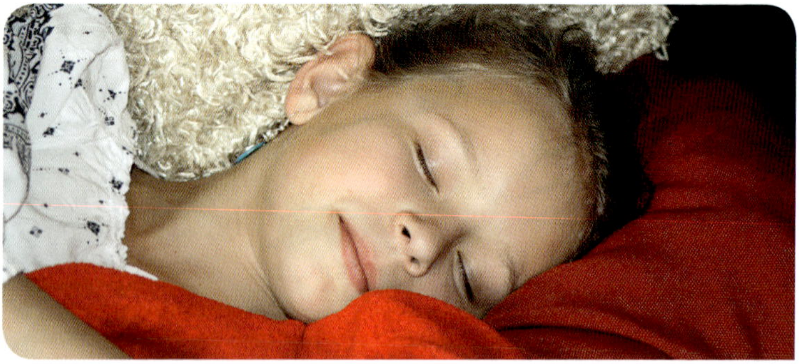

Schlaf ist in jedem Alter wichtig, um sich vital zu fühlen.

8. Nur gutes Cholesterin ohne »böses«

Wer glaubt das oft gehörte »Märchen« vom »bösen« Cholesterin, dem LDL, noch? Es gibt viele Nachweise, dass im Jahr 1950 ein gesunder Mensch einen Cholesterinwert von 300 LDL (Low Density Lipoprotein, Lipoprotein niederer Dichte) haben konnte, ohne gleich als behandlungswürdig eingestuft worden zu sein. Im Jahr 1991 wurde der LDL-Wert von der Ärzteschaft auf 250 reduziert. Die niedrigen Grenzwerte in der Jetztzeit werden von pharmafernen Kritikern mit Sorge betrachtet ...

Ich frage mich: Wer oder was hat sich denn in unserem Körper so stark verändert? Cholesterin ist grundsätzlich kein Feind, es ist eine fettähnliche, wasserunlösliche Verbindung (Lipide). Unser Körper stellt es zum Großteil in der Leber selbst her, es ist lebensnotwendig und dient unter anderem zur Bildung verschiedener Hormone (Sexualhormone, Stresshormon), zur Herstellung der Gallensäure (Fettverdauung) und zur Aktivierung von Vitamin D.

Um Cholesterin durch unseren Körper transportieren zu können, verbinden sich die Lipide mit wasserlöslichen Eiweißstoffen (Proteine), die Lipoproteine entstehen. Je höher nun der Lipid-Anteil im Cholesterin ist, desto schädlicher ist die Verbindung. Wegen seines hohen Lipid-Gehalts wird das LDL als »böses« Cholesterin bezeichnet, das HDL (High Density Lipoprotein) als »gutes«.

Das LDL hat einen schlechten Ruf, »weil es für Gefäßverkalkung sowie Herz- und Kreislauf-Erkrankungen verantwortlich ist«. Diese Aussage würde ich jedem gesundheitsbewussten Leser zur Überprüfung nahelegen. Erhöhtes Cholesterin ist meist nur einer von vielen

Risikofaktoren. Und: Es gibt viele unterschiedliche Ansichten dazu, wann man von »zu hohem Cholesterin« spricht ...

Lange Zeit verzichtete man aus Angst vor hohen Cholesterinwerten auf Eier und das genussvolle Butterbrot. Für die Lebensmittelindustrie war die Cholesterin-Hysterie ein gefundenes Fressen bzw. eine willkommene, lukrative Marktlücke. Mit ausgefeilten Werbeversprechen wurde die Design-Margarine als notwendiger Cholesterinsenker angepriesen. Den Rest erreiche man mit Medikamenten, die Statine enthalten, hieß es. Oder? Die schwerwiegenden Nebenwirkungen sind seit dem Skandal mit dem blutfettsenkenden Medikament Lipobay bekannt (es gab weltweit Dutzende Todesfälle).

Menschen um die sechzig Jahre mit Normalgewicht oder leichtem Übergewicht, die der täglichen Bewegung nicht abgeneigt sind und den Glimmstängel aus ihrem Leben verbannt haben, könnten das Thema Cholesterin etwas gelassener angehen. Auch der Hausarzt wird, in Hinblick auf die bedrückenden medizinischen Ereignisse der letzten Jahre (siehe oben), vermutlich nicht gleich auf einen Cholesterinsenker drängen.

Wenn wir bei unserer jährlichen Gesundheitskontrolle die LDL- und HDL-Werte genauer betrachten, stellt sich die Frage: Wie und was kann ich selbst zu einem gesunden Cholesterinspiegel beitragen? Weder ein Zuviel noch ein Zuwenig an Cholesterin ist erwünscht. Eine gesunde, ausgewogene Ernährung spielt dabei eine wichtige Rolle. Fett sollte Ihnen grundsätzlich keine Angst machen. Unser Körper braucht hochwertige Fette (mit mehrfach ungesättigten Fettsäuren), um die «Powerhormone« zu regenerieren. Zum Beispiel ist das Testosteron so ein Krafthormon, das im Zusammenspiel von Cholesterin und Fettaufnahme alle lebenswichtigen Hormone produziert.

Und bitte immer bedenken: Die Cholesterinwerte allein sagen wenig über Ihren Gesundheitszustand aus. Leicht erhöhte Werte sind für viele Menschen kein Problem. Zwar gibt es Richtwerte, es geht aber immer um das Zusammenspiel mit anderen Risikofaktoren (z. B. Bluthochdruck, Zuckerkrankheit, Rauchen etc.). Es hängt also individuell vom Patienten ab, wann die Werte normal und wann sie zu hoch sind.

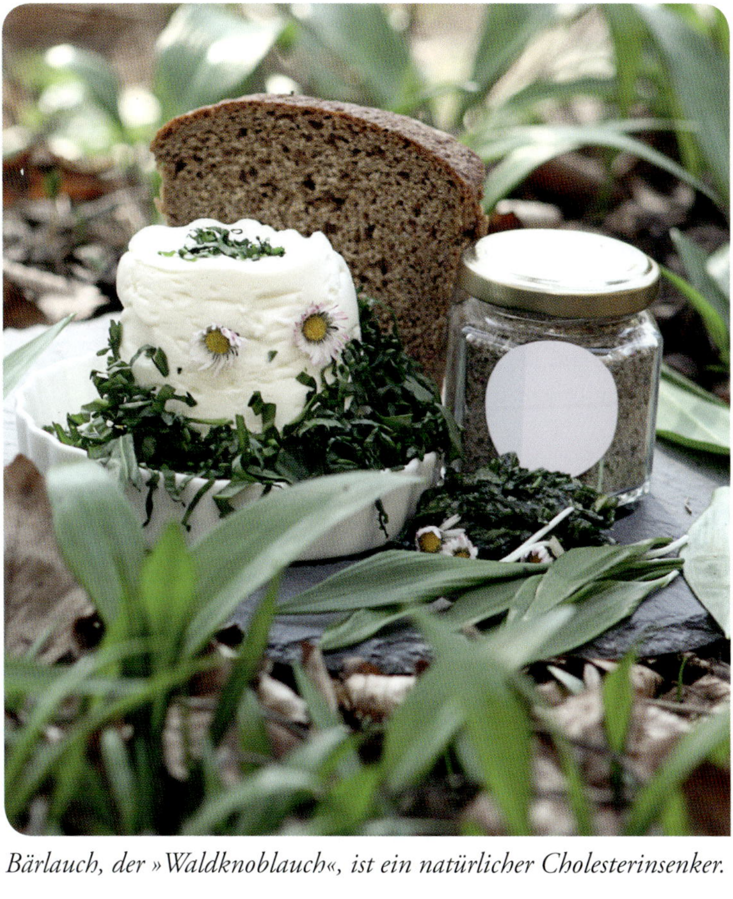

Bärlauch, der »Waldknoblauch«, ist ein natürlicher Cholesterinsenker.

Cholesterin im gesunden Bereich halten

- Die Erhöhung des »guten« HDL (nennen wir es »Hab Dich Lieb«) erreichen wir mit täglicher flotter Bewegung. Machen Sie den 8-Wochen-Versuch: Täglich dreißig Minuten zügige Bewegung im machbaren Tempo, wobei der Schweiß auf der Stirn spürbar sein sollte. Dazu täglich morgens und abends je einen Esslöffel Schwedenbitter mit allen bitteren, entzündungslindernden Wurzelteilen in etwas Wasser verdünnt einnehmen, das fördert zusätzlich die Nahrungsfettverarbeitung.

- Ein natürlicher Cholesterinsenker findet sich in **Zwiebeln, Bärlauch, Knoblauch, Spargel, Artischocke** und **Topinambur**. Das enthalte Inulin ist ein löslicher Ballaststoff zur Cholesterinsenkung. Essen Sie immer wieder davon, Sie verbessern damit auch die Fließeigenschaft des Blutes.

- Essen Sie **Haferkleie**, diese regt die Bildung von Gallensäure in der Leber an. Bereits 50 g Haferkleie zwingen den Körper, Cholesterinreserven zu verwerten.

- Die Getreidearten, **Gerste, Roggen und Hafer** enthalten komplexe Ballaststoffe, die die Cholesterinproduktion drosseln.

- Die im **Olivenöl** (unter 38 Grad Celsius Presstemperatur) enthaltene einfach ungesättigte Fettsäure wirkt ebenfalls cholesterinsenkend.

- Der lösliche Ballaststoff **Pektin** in der Schale von zwei **Äpfel** (täglich genossen) senkt den LDL-Wert.

- Den **Samen von Spitzwegerich-Kolben** knabbern oder einen Teelöffel **Flohsamenschalen** zu den Mahlzeiten konsumieren.

Sie bilden, mit viel Flüssigkeit eingenommen, reichlich Schleim, binden überschüssiges Nahrungscholesterin und bringen es zur Ausscheidung.

- Ein wichtiger Helfer beim Entspannen der Gefäße ist der Vitalstoff **Magnesium**, wie er etwa im **Dolomit-Pulver** natürlich vorkommt. Empfehlenswert ist, das Pulver auch vorbeugend einzunehmen.

- **Kakaopulver** (ohne Zucker) oder **Schokolade** mit mehr als achtzig Prozent Kakaoanteil tragen zur Verringerung des LDL-Cholesterins bei.

- **Tomaten** (auch als Tomatensaft oder -sauce genossen) können ebenfalls das LDL senken, dank des Pflanzenstoffs Lycopin. Dieser verhindert, dass sich Cholesterin an der Gefäßwand anlegt.

Bewegung und Bitteres

Bei einer gemischten Kost, also von allem etwas, nehmen wir etwa 0,5 Gramm Cholesterin auf, den Rest erzeugt der Körper selbst. Falls wir zu wenig essen, etwa beim Fasten, steigert der Körper die Eigenproduktion des Cholesterins.

»Bewegung und Bitteres«, das ist inzwischen mein eigenes Gesundheits-Leitmotto!

Mein »Erzfehler« ist meine Lieblingsjause mit dem doch eher fetten Bergkäse, Schlagobers, Butter. Wenn er nicht so gut schmecken würde … Zum Ausgleich gehe ich eine Extrastunde flott durch den Wald. Ballaststoffreiches Gemüse und Obst (sind natürlich cholesterinfrei), sollten ja sowieso immer auf dem saisonal gedeckten Tisch stehen.

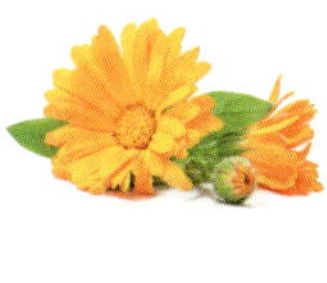

Beim Thema Cholesterin ist die Selbstverantwortung besonders hoch. Die richtigen Entscheidungen können auch in Absprache mit dem Arzt erzielt werden. Der Arzt als Freund wird die natürlichen Möglichkeiten in die Behandlung einbauen. Nicht immer sind gleich Medikamente notwendig.

Keine Wirkung werden meine Empfehlungen wohl auf solche Leute haben: unverbesserliche Hineinschlinger, stark Übergewichtige, Bewegungsmuffel, Raucher, Alkoholiker, Pessimisten und Medikamentenabhängige.

Das kommt bei mir niemals auf den Tisch

- Sojamilch: Antinährstoffe behindern die Nährstoffaufnahme und können Vitaminmangel im Körper begünstigen. Auch Magenbeschwerden sind durch Sojamilch möglich.

- Ein »sündiges« Getränk ist für mich die Reismilch. Alle wichtigen Eiweißstoffe fehlen, stattdessen »freut« sich der Blutzuckerspiegel über viel Zucker und besonders viele Kohlenhydrate.

- Innereien sind sehr umstritten, da sie sehr viel Cholesterin enthalten. Ich selbst verzichte gern.

- Aus dem Kühlschrank verbannen sollten Sie Salami, andere fettreiche Wurstsorten, die cholesterinreiche Leberwurst und Schalentiere. Das gute Bauchgefühl wird es bestätigen!

Und Gott sprach: Sehet da, ich habe euch gegeben allerlei Kraut, das sich besamt ... und allerlei fruchtbare Bäume, die sich besamen, zu eurer Speise.
(1. Mose 1,29)

Du sollst essen von allerlei Bäumen im Garten.
(1. Mose 2,16)

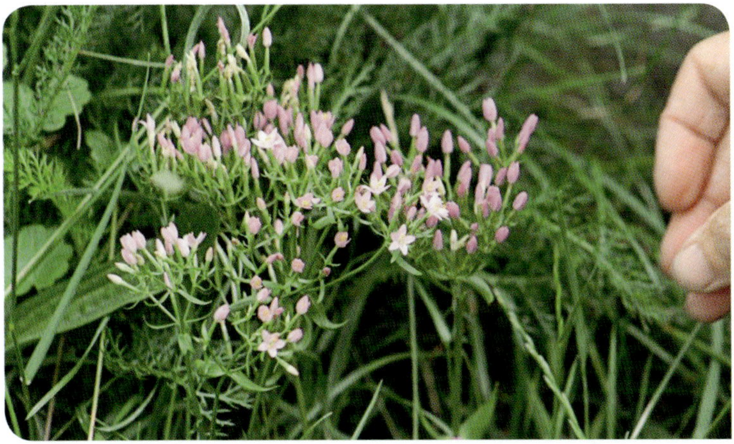

Tausendguldenkraut gilt als klassische Bitterpflanze und daher als gutes Magenmittel.

9. Blutzucker ohne bedenkliche Werte

Es gibt viele einfache Möglichkeiten, den Blutzucker zu senken, die wichtigste von allen ist Bewegung. Die besten Blutzuckerwerte erreichen Menschen, die sich täglich mindestens 30 Minuten an der frischen Luft bewegen und die Bitterkräuter essen, die ausreichend schlafen und obendrein eine »gesunde«, vernünftige Einstellung zu ihrem Körper und Geist haben.

Eine besondere Rolle spielt auch Vitamin D, am besten auf natürliche Art und Weise konsumiert durch Sonnenbestrahlung.

In meinem Bekanntenkreis gibt es viele Frauen und Männer, die es mit einer Lebensstiländerung geschafft haben, ihre Blutzuckerwerte zu normalisieren und Krankheitsverläufe um ein Vielfaches zu entschärfen. Ich gratuliere ihnen zu ihrer Eigenverantwortung, Ernährungsumstellung und einem starken Willen! Es zahlt sich aus. Auch Schwedenbitter – und immer wieder Bewegung – haben ihnen geholfen. In den Anwender-Berichten am Ende des Buches finden Sie mehr dazu.

Wir haben auch viele gute Ärzte und Therapeuten, die gern mithelfen, ihre Patienten zu motivieren.

Natürlich ist bekannt, welche Nahrungsmittel zu Blutzuckerschwankungen führen können. Um nur einige zu nennen: Auszugsmehle, weißer Zucker, polierter Reis und gesüßte Getränke.

Weizen (auch Vollmehl) sowie alle auf Mais basierenden Lebensmittel, wie Maischips, Maiskeimöl, Maiscerealien (Cornflakes) oder Maissirup, lassen den Blutzuckerspiegel ungewöhnlich hoch ansteigen. Weizen enthält einen Typ Kohlenhydrate (Amylopektin-A), der alle anderen Kohlenhydratlieferanten in der Reaktion übersteigt, was auf Dauer gesundheitsschädlich ist. Das ist eine eher unbekannte Tatsache. Es steht also durchaus dafür, einmal über einen längeren Zeitraum einen Weizenverzicht auszuprobieren.

Der römische (Ur-)Weizen hatte drei Prozent Gluten-Anteil (Klebereiweiß, das im Samen einiger Getreidearten vorkommt). In den heutigen Sorten, dem »Hochleistungsgetreide« und solchen, die gegen Schädlingsbefall und Pilze resistent gemacht werden, befindet sich bereits 15 Prozent Gluten-Anteil.

Jeder wundert sich über die zahlreichen Nahrungsmittelunverträglichkeiten in unseren Breiten, beim Weizenverzicht könnte es beginnen – mit der Heilung. Es ist einen Versuch wert!

Eine Ernährungsumstellung klingt für viele unüberwindbar …

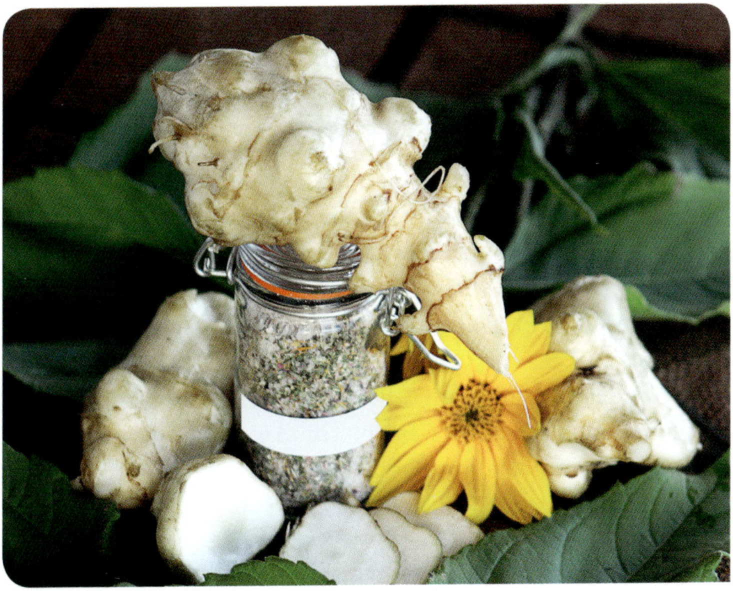

Die »Diabetiker-Kartoffel« Topinambur sättigt und reguliert obendrein den Blutzucker.

Richtig essen ist die beste Medizin

- Ein Geheimrezept, um den Blutzuckerspiegel zu reduzieren, sind **Heidelbeeren** in allen Variationen. Für Tee nimmt man einen Kaffeelöffel getrocknete Früchte und legt diese zwei Stunden in kaltes Wasser. Das Ganze bringt man dann für zehn Minuten zum Sieden. Bis drei Häferl Heidelbeeren-Tee dürfen es täglich sein.

- Als absoluten **Rohmilch**-Freak freut mich das folgende Ergebnis einer wissenschaftlichen Arbeit über rohe Milch besonders, veröffentlicht in der Fachzeitung »Länger und gesünder leben« (siehe Quellennachweise): Zwei Esslöffel Rohmilch, vor einer Mahlzeit genossen, senken den Blutzuckerspiegel um 20 Prozent. Alle Milchverweigerer können diese Aussage natürlich ignorieren.

- **Apfelessig:** Ein Esslöffel aus dem Essigbottich regt bereits über die Mundschleimhaut die Bildung der Magen- und Darmsäfte an. Auch bei Völlegefühl und Blähungen schafft ein Esslöffel Apfelessig (gern mit Wasser verdünnt) Abhilfe. Der Apfelessig vertreibt die Fäulnisbakterien im Dickdarm, es entsteht eine gesunde Darmflora. Mineralien aus der Nahrung, vor allem Eisen, werden durch den Obstessig auch leichter aufgenommen und verwertet.
  Mit Apfelessig, so gegensätzlich das auch klingen mag, kann der Organismus entsäuert werden. Die Apfelsäure wird im Stoffwechsel zu Kohlendioxid und Wasser umgewandelt, die verbleibenden Mineralien wirken basisch.

- Vor einer Mahlzeit bringt die Einnahme von **Zimt** oder **Zitronensaft** eine Verbesserung der Blutzuckerwerte.

- **Topinambur** (ein Wurzelgemüse, auch als Erdbirne oder Süßkartoffel bezeichnet): Dieser tolle »Appetithemmer« macht satt, dämpft das Hungergefühl und verbessert die Blutzuckerwerte.
  Die Pflanze ist anspruchslos und wächst auch auf nährstoffarmen Böden. Selbst der bequemste Gärtner kann sich über eine große Ernte freuen. Mein Tipp am Rande für Hobbygärtner: Die Pflanze etwas eingrenzen, sie wuchert sehr stark.
  Frisch vom Garten schmeckt die Knolle am besten. Da die Lagerzeit auf wenige Tage beschränkt ist, hole ich selbst die Knollen von November bis März immer frisch aus dem Garten. Außer der Erdboden ist gerade zugefroren.
  Die gewaschene, rohe, in dünne Scheiben geschnittene Topinambur schmeckt köstlich auf einem Butterbrot und mit Kräutersalz. Man kann auch feine Suppen, Soßen, Aufläufe und Püree zubereiten. Ich empfehle, zusätzlich einen Erdapfel beizumengen. Die Topinambur-Knolle lässt sich sogar ins Müsli reiben oder als Chips in Butter leicht rösten.
  Die erfreuliche Nachricht für Zuckerkranke: Die Topinambur ist wegen ihres hohen Inulin-Anteils von 16 Prozent wärmstens zu empfehlen. Inulin ist ein Ballaststoff, er zählt zu den präbiotischen Nahrungszusatzstoffen und beeinflusst den Blutzuckerspiegel nicht (Achtung, nicht zu verwechseln mit Insulin, einem Hormon, das den Blutzuckerspiegel senkt). Inulin fördert die Darmflora, regt den Stoffwechsel an und stärkt das Immunsystem.
  Prüfen Sie vor und eine Stunde nach dem Genuss der Topinambur Ihren Zuckerwert. Sie werden staunen, wie einfach der Wert positiv beeinflusst werden kann.
  Wichtig ist immer, Unterzucker zu vermeiden, es besteht sonst die Gefahr von Nervenschäden und (Alzheimer-)Demenz.

- **Bitteres** ist als Blutzucker-Regulator schon seit Jahrhunderten bekannt. Ich empfehle hier besonders den **Schwedenbitter** mit allen stoffwechselanregenden Wurzelteilen, nicht eine nachgemachte, selbsternannte Rezeptur. Im handelsüblichen Schwedenbitter befinden sich häufig Kräutermischungen, die ich eher als Hustentee trinken würde ... Manche Hersteller von Schwedenbitter mischen sogar Zucker dazu, es steigert den Umsatz. Jeder mündige Bürger weiß, dass heutzutage in vielen Produkten versteckter, ungesunder Zucker lauert. Vergessen Sie Zucker, nur Bitteres regt den Stoffwechsel an.

Personen, die keinen Alkohol trinken sollen (der ja im Schwedenbitter enthalten ist), können ein **Bitterkräuterpulver** direkt auf der Zunge zergehen lassen, es beseitigt den Heißhunger. Es löst auch die Verschleimung im Körper und wirkt gegen ständige Müdigkeit.

Alle diese Tipps und Empfehlungen bedeuten keine unüberwindbaren Hürden und sollen lediglich Anregungen sein, um mit dem Arzt Ihres Vertrauens weitere gesundheitliche Verbesserungen zu erreichen.

Menschen, die sich im Fernsehsessel, mit der Bierflasche, fettreichen, salzigen Chips und der Fernbedienung in der Hand am wohlsten fühlen, werden mit meinen Vorschlägen keine Freude haben. Mit ihnen werden vermutlich irgendwann die Pharmafirmen Riesengewinne und volle Kassen machen ...

Höret doch auf mich und esset das Gute.
(Jesaja 55,2)

10. Die letzte Rezeptur des Schwedenbitters

Die aktuelle Rezeptur des Schwedenbitters, welche die Kräuterexpertin Maria Treben viele Jahre lang bis zu ihrem Tod 1991 empfahl, wurde in ihrem Buch »Gesundheit aus der Apotheke Gottes. Ratschläge und Erfahrungen mit Heilkräutern« veröffentlicht. 1980 erschien dieses Buch im Ennsthaler Verlag in Steyr und löste heiße Diskussionen zwischen Natur- und Schulmedizin aus. Es entwickelte sich weltweit zum Bestseller mit bisher mehr als neun Millionen verkauften Exemplaren.

Der in einer früheren Ausgabe beschriebene »Große Schwedenbitter« (u. a. mit einem hohen Anteil an kostspieligem Safran und möglicherweise übermäßig abführender Wirkung) wurde durch den sogenannten »Kleinen Schwedenbitter« ersetzt, der erschwinglich ist.

Die von Maria Treben beschriebene Schwedenbitter-Rezeptur enthält alle essenziellen bitteren Wurzelteile und Heilkräuter. Ich freue mich, mit diesem hochgelobten Rezept arbeiten zu können. Die Kräuter entfalten in einem alkoholischen Auszug ihre volle Wirkung.

Versuchen Sie das Rezept einfach mal selbst. Sie benötigen dazu zwei Liter Bauernkorn (38–40 %) sowie die Ansatzmischung mit den grob zerkleinerten Wurzeln und Kräutern. Heute wird diese oft pulverisiert angeboten, damit würde ich mich nicht wohlfühlen. Jeder weiß, bei Tee im Beutel ist oft viel Staub dabei, die Qualität minder. Bei meiner Schwedenkräuter-Ansatzmischung sind erkennbare, grobe, angenehm duftende Heilkräuter im Beutel, das gibt mir die Sicherheit einer besonderen Qualität.

Narren hasten, Kluge warten, Weise gehen in den Garten.
Rabindranath Tagore

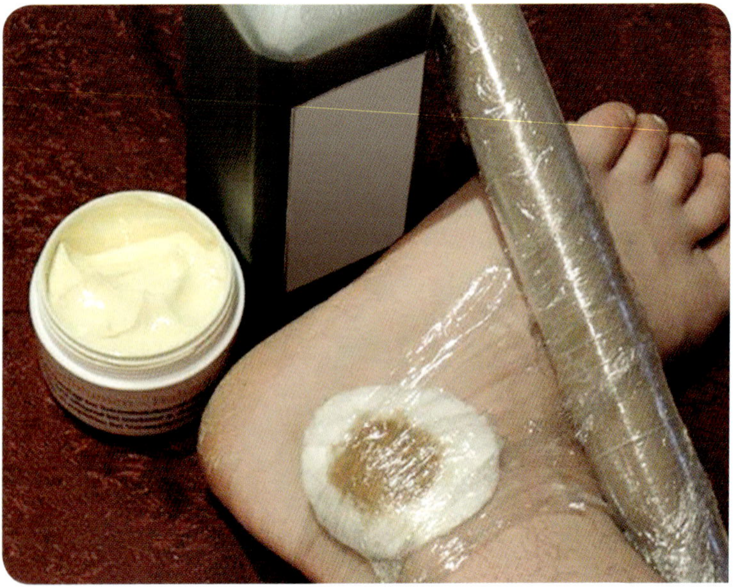

Umschlag: Die Schwedenkräuter wirken durch die Haut nach innen.

Tipps für Umschläge und zum Einnehmen

Die sogenannten **Schwedenkräuter**, diese bitteren Wurzelkräuter, sind seit vielen Jahrhunderten bekannt und haben sich schon oft als wahre Helfer in der Not bewährt. Zur umfassenden Information über die Wirkungsweisen des Schwedenbitters empfehle ich oben erwähntes Buch von Maria Treben.

- Schwedenbitter regt den Stoffwechsel an und reinigt das Blut.

- Mit ein bis zwei Esslöffeln Schwedenbitter, mit Wasser eingenommen, gebe ich mir selbst täglich einen kräftigen Impuls, um den Blutzucker zu regeln.

- Anwendung in Umschlagform (hat eine effiziente Tiefenwirkung), zum Beispiel bei Fersensporn, Sehnenscheidenentzündung, Leberbeschwerden, Nierenschmerzen und schmerzenden Gelenken. Ich verwende den Wickel überall, wo ich tiefgehende Beschwerden habe.
  Vor der äußerlichen Anwendung die Haut mit Ringelblumenbalsam eincremen, sonst trocknet sie aus. Danach ein Stück Watte mit dem Schwedenbitter tränken und auf die schmerzende Stelle geben. Mit einer Frischhaltefolie (festes Material) abdecken und mit einem Zellstofftuch für zwei bis sechs Stunden fixieren. Je nach Grad der Beschwerden den Umschlag wiederholt anwenden. Zwischendurch kann auch der Schwedenbitterbalsam verwendet werden.

Der Herr lässt die Arznei aus der Erde wachsen und ein Vernünftiger verachtet sie nicht.
(Buch Jesus Sirach 38,4)

11. Sodbrennen ohne Brandwunden

Scheinbar wollen unsere Organe die denaturierten Nahrungsmittel verweigern. Wenn sie nur könnten!

Die zahlreichen Zusatzstoffe und chemisch veränderten Lebensmittel unserer Tage machen dem Verdauungsapparat stark zu schaffen. Die quälenden, unvermeidlichen Folgen sind Magenreizung, Blähungen, Durchfall und das leidige Sodbrennen. Ja, wenn der Stress nicht wäre, heißt es dann gern.

Ich möchte nicht in die alte Leier der Ernährungsapostel einstimmen, denn das oft Gesagte hätten wir schon längst hören müssen. Ein Großteil der Bevölkerung möchte es einfach nicht hören, es bereitet Unbehagen.

Warum lassen wir uns so arg manipulieren? Scheinbar gesundes Essen, das voller Tücken steckt. Überdenken Sie, ob von den folgenden Dingen auch etwas (oder vieles zusammen?) auf Ihre Lebensweise, Ihren Alltag zutrifft: Schnelles Hinunterschlingen, zu große Portionen, viele fettreiche Lebensmittel, enorm zuckerhaltige Speisen und Getränke, künstliche Farb- und Aromastoffe, übermäßiger Alkoholgenuss, Zigarettenkonsum – alles verbesserungswürdig …

Das Wort Sod kommt vom mittelhochdeutschen »sote«, was »sieden« bedeutete. Und genauso fühlt sich der Schmerz bei Sodbrennen an: als ob es im Hals und Rachen brennt! Der Grund dafür: Der Magen rebelliert (meist nach einem üppigen Mahl), stark saure Magensäure fließt in die Speiseröhre zurück.

Wer nur hin und wieder an Sodbrennen leidet, braucht nicht besorgt zu sein und kann dies mit Hausmitteln einfach lindern. Sodbrennen ist keine Krankheit. Letztendlich ist es unser Lebensstil, der zu Sodbrennen führt. Wie gesagt: zu viel und zu ungesundes (fettes, zuckerhaltiges) Essen, oft noch verbunden mit Stress.

Viele Nahrungsmittel werden heutzutage in immer größerem Ausmaß industriell denaturiert (durch Erhitzen, Konservieren, Präparieren). Dies dient dazu, sie länger haltbar und farblich ansprechender zu machen. Der starke Verlust an Vitalstoffen (Vitamine, Spurenelemente, Mineral- und Ballaststoffe) führt wiederum zu ernährungsbedingten (!) Zivilisationskrankheiten. Dazu zählen neben dem Sodbrennen etwa Verstopfung, Durchfall, Stoffwechselstörungen, Gallensteine, aber auch Gebissverfall, Haarausfall, Rheuma, Arteriosklerose und Herzinfarkt. Nachgewiesene Risikofaktoren für den Herzinfarkt sind zum Beispiel: erhöhte Blutfette (Triglyceride, Cholesterin), Übergewicht, Diabetes, Bluthochdruck, Nikotin, Stress und Mangel an körperlicher Bewegung.

Die schädliche Wirkung der denaturierten Nahrungsmittel (Auszugsmehl, Fabrikzucker, Fabrikfette und künstliche Zusatzstoffe) zeigt sich darin, dass sich schön langsam in allen Schichten und Organen unseres Körpers Störungen bemerkbar machen.

Besonders die trans-Fettsäuren können unsere Gesundheit negativ beeinflussen, unter anderem den LDL-Cholesterinwert in die Höhe treiben. Sie werden weiters mit Herz-Kreislauf-Erkrankungen in Verbindung gebracht. Sie entstehen zum Beispiel bei der industriellen Herstellung von Lebensmitteln, der Härtung von Pflanzenfetten oder auch zu Hause durch starkes Erhitzen von pflanzlichen Ölen und Fetten. Ab einer Temperatur von circa 130 Grad Celsius wandeln die grundsätzlich gesunden ungesättigten Fettsäuren ihre Moleküle aus der natürlichen cis-Form in die trans-Form um.

Essen Sie bewusst! Einen hohen Anteil an schädlichen trans-Fettsäuren haben Fertigbackwaren (Kuchen, Croissants etc.), Fertiggerichte, Trockensuppen, Knabberartikel, Süßigkeiten, Pommes frites und die Panade vom Schnitzel. Wohl bekomms! Wer nicht darauf verzichten will oder maßlos davon isst, schluckt dann eben als Draufgabe ein Medikament, das den Magen aufräumt ... Und auf geht's zur nächsten Gaumenfreude, weil das Zudecken von Hilfeschreien aus dem Organismus mit Medikamenten unkompliziert verschleiert werden kann. Oder? Da wird die Magensäure mit Blockern reduziert, das nächste Cola getrunken und eine weitere Zigarette angezündet.

Verschiedene Studien haben gezeigt, dass sich Protonenpumpenhemmer (Magensäureblocker, zur Behandlung von Sodbrennen) auch negativ auf die Knochendichte und die Verdauungsorgane auswirken können. Immer öfter werden Stimmen laut, dass diese Medikamente auch Aluminium enthalten und im Verdacht stehen, Alzheimer und andere Krankheiten auszulösen. Macht sicher ein sanftes Ruhekissen, wenn neben der Magenschleimhaut auch noch die Knochen und vieles mehr in Mitleidenschaft gezogen werden ... Darauf könnten Sie dann (ich bin sarkastisch ...) das nächste Viertel Wein trinken.

Ich hoffe, Sie finden sich in diesem Absatz nicht wieder, Ihr Organismus wäre nicht basisch, sondern sauer. Ein saurer Körper ist kein guter Tempel für unsere Seele. Er ist vielmehr auch eine gute Brutstätte für Krebszellen.

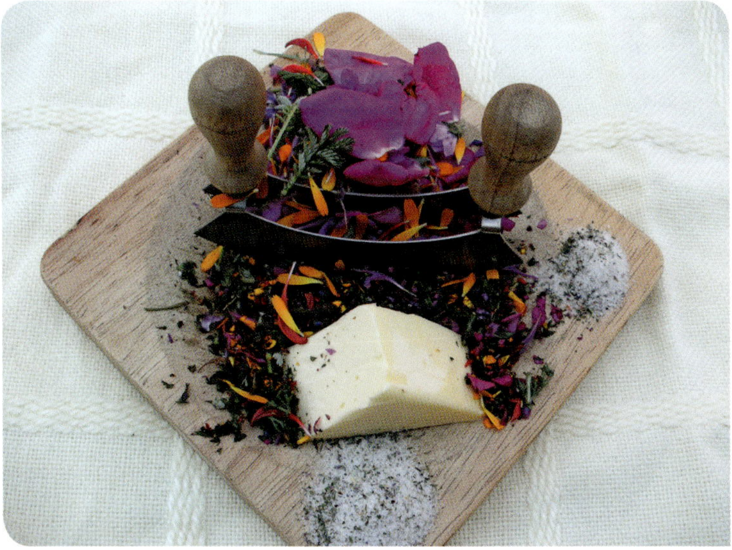

Butter und verschiedene bunte Kräuter als Brotbelag – köstlich und gesund.

Genussvolles Essen ohne Reue

- Ein täglicher **flotter Spaziergang** ist kein Freibrief zum Schlemmen, aber vieles dürfen wir doch mit gutem Gewissen und noch mehr Genuss essen. Manches sollte allerdings nach wie vor nur »sonntags« auf dem Speiseplan stehen. Die regelmäßige Bewegung in der Natur sollte durch keine Ausrede aus dem Blickwinkel verschwinden. Wenn Sie nach dem Sonntagsbraten, dem Kaffee und Kuchen sauer aufstoßen, sollten Sie auf jeden Fall **viel trinken**. Durch die Flüssigkeit wird die Magensäure wieder leichter aus der Speiseröhre hinausgespült, das Brennen beruhigt sich.

  Allgemein möchte ich Folgendes feststellen: Wenn der Organismus liebevoll gepflegt und bewegt wird, lassen sich bei jedem Beschwerdebild Verbesserungen erzielen.

- Von allen **tierischen Fetten** ist die Butter für den Organismus am wenigsten schädlich. Sie weist mehr als siebzig Fettsäuren in einem halbwegs ausgewogenen Verhältnis auf: 65 % gesättigte Fettsäuren und 35 % ungesättigte Fettsäuren. Die Butter sollte einen sehr hohen Milchfettanteil (82 %) enthalten. Lesen Sie dazu die Angaben auf der Packung. Je geringer dieser Anteil, desto mehr minderwertige Margarine ist enthalten ... Die Beimengung von Palmfett ist tabu, achten Sie darauf und meiden Sie es.
  Schaffe ich es, Ihnen Gusto auf gesunde Produkte zu machen? Ein frisches, mit Natursauerteig gebackenes Vollkornbrot tut immer gut, mit Bauernbutter und frischem Schnittlauch oder einigen Wildkräutern wie Giersch, Vogelmiere und jungen Brennnesseln. Ich hole mir jetzt eine leckere Jause. Der Gusto ist der beste Berater.

- Lebensmittel mit einem hohen **Kalziumgehalt** sollten häufig konsumiert werden. Ich persönlich bevorzuge Rohmilch. Darin befinden sich noch alle wertvollen Inhaltsstoffe, wie die Trans-Palmitoleinsäure, eine essenzielle Fettsäure, die bei Erhitzung leider verloren geht. Dr. Ulrich Fricke schreibt im Gesundheitsjournal »Länger und gesünder leben« (siehe Quellennachweise), dass Rohmilch auch wirksam vor Typ-2-Diabetes schützt.
  Abgepackte, lang haltbare, fettreduzierte, verwässerte Milch aus dem Supermarkt ist wertgemindert und eine Qual für die Verdauung. Schmeckt doch viel besser, die frische Milch vom Bauernhof! Als Kinder haben wir diese frische Milch sogar »kuhwarm« zu trinken bekommen. Das ist heute nicht mehr nötig und auch eher schwer möglich. Aus der Milchkühlung vom »Bauernhof meines Vertrauens« bekomme ich nach wie vor Rohmilch bester, unverfälschter Qualität.

- **Gemüse:** Eine Mischung aus Gemüsesorten, die über und unter der Erde wachsen, garantiert Ihnen einen ausgeglichenen Anteil an Mineralstoffen und Vitaminen. **Kartoffeln** (der schöne Name »Erdapfel« wird ihrem Wuchsort gerechter ...) sind in allen Varianten zu empfehlen. Sie zählen zu den stärkehaltigen Lebensmitteln, die Magensäure binden. Biologisch gezogene Kartoffeln sind äußerst gesunde und sättigende Lebensmittel, die auch bei verschiedenen Unpässlichkeiten gut verträglich sind. Vorsicht ist nur bei den frittierten Versuchungen, wie Chips oder Pommes frites, geboten.
  Gekocht und als Püree können Kartoffeln bei Sodbrennen angenehme Erleichterung schaffen. Eine weitere Empfehlung dazu: eine rohe Kartoffel reiben, auspressen und täglich einen Esslöffel dieses Kartoffelsafts trinken (auch gern mit Wasser verdünnt). Schon nach drei bis vier Tagen werden Sie eine Verbesserung spüren.
  Greifen Sie auch so oft es geht zu **Biotomaten**, rohen **Selleriesalat, Sellerie- und Karottensaft**.

- **Getreide:** Drei Esslöffel einer Mischung aus Roggen, Dinkel, Gerste, Nackthafer, Goldhirse und Leinsamen werden grob geschrotet und über Nacht in Wasser aufgequollen. Danach können je nach Geschmack zerkleinertes, frisches Obst, (geriebene) Nüsse und Honig hinzugefügt werden. Mit Joghurt, Butter- oder Sauermilch aufgießen und genießen. Achten Sie bei den Getreidekörnern auf die Erhaltung des Keims und der Hüllenschicht, sie garantieren lebenswichtige Vitalstoffe.
  Besonders Hafer bietet sich in allen Formen zum Verzehr an, wenn der Magen oder Darm rebellieren. Speziell Haferflocken sind vielseitig einsetzbar und meist bei Jung und Alt beliebt. Ich selbst esse gern Haferflocken-Laibchen mit Karottensalat.
  Ich empfehle Ihnen auch Vollkornbrot (es sollte allerdings nur aus einer Kornart zubereitet sein).

✿ Auf eine einfache Hilfestellung bei Sodbrennen haben in den letzten Jahren zahlreiche Anwender von Schwedenbitter hingewiesen: Einen halben Kaffeelöffel **Schwedenbitter** (mit allen Bitterkräutern, aber ohne Kampfer) in einen halben Liter Wasser geben und über den Tag verteilt in kleinen Schlückchen trinken.

Darum sage ich euch: Sorgt nicht um euer Leben, was ihr essen und trinken werdet; auch nicht um euren Leib, was ihr anziehen werdet. Ist nicht das Leben mehr als die Nahrung und der Leib mehr als die Kleidung?
(Matthäus 6,25)

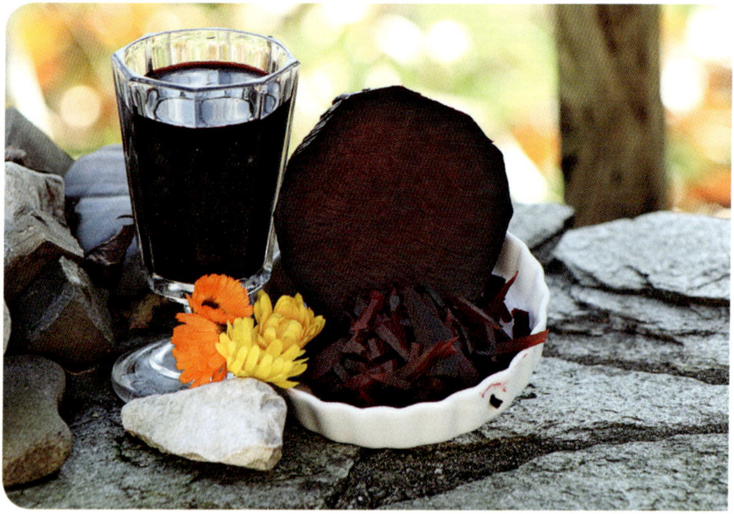

»Superfood« Rote Rüben: viele Nährstoffe, leicht verdaulich, kalorienarm.

12. Übersäuerung, ohne sauer zu sein

Einen wichtigen Beitrag zu unserer Gesundheit leistet der richtige pH-Wert. Er zeigt an, wie sauer oder basisch unser Körper eingestellt ist. Die Skala reicht von 1 bis 14, wobei ein pH-Wert von 7 neutral ist. Die Werte unter 7 sind sauer, jene über 7 sind basisch.

Eine Möglichkeit, um Übersäuerung im Körper festzustellen, ist es, den pH-Wert im Urin zu messen. Dieser wird mithilfe der Farbreaktion eines Teststreifens ermittelt. Ihr Hausarzt wird sicher behilflich sein. Je niedriger der pH-Wert, desto saurer der Harn. Für einen gesunden Stoffwechsel sollte der pH-Wert im leicht basischen Bereich liegen.

Im Körper gibt es unterschiedliche Säuregrade. Blut ist immer basisch. Der Magen ist der sauerste Bereich des Körpers. Der Magensaft, er enthält Salzsäure und trägt wesentlich zur Verdauung bei, hat einen pH-Wert von 1–1,5. Dank unserer Bauchspeicheldrüse wird der pH-Wert in der Folge ein wenig entschärft, um den Darm nicht zu schädigen, der grundsätzlich ein saures Milieu bevorzugt. Durch Medikamente, etwa aluminiumhaltige Säureblocker, kann der pH-Wert im Darm negativ beeinflusst werden.

Ganz wichtig und empfehlenswert für ein gutes, basisches Milieu sind **Bitterstoffe** aus Kräutern und Gemüse. Ein Satz, der früher häufig zu hören war: »Eine gute Arznei ist immer bitter.« Dies gilt auch heute noch, unsere Organe lieben Bitteres. Nicht umsonst haben wild wachsende Kräuter häufig einen hohen Bitterstoffanteil. Diese Stoffe regen bereits nach dem Kauen über das Gehirn die Verdauungssäfte an. Ein ausgeglichener Säure-Basen-Haushalt ist Gold wert. Er dient nicht nur zur Erhaltung der Gesundheit, sondern auch zur Vorbeugung gegen Krankheiten.

Manche Ärzte und Wissenschaftler kehren die gesundheitlichen Gefahren von Haushaltszucker, Fruchtzucker und Milchzucker nicht mit vollem Einsatz hervor. Der Grund ist häufig die Abhängigkeit von den Pharmafirmen und der Zuckerindustrie. Die Bauchspeicheldrüse wird durch hohen Zuckerkonsum stark überfordert. Übersäuerung entsteht, so wie Sodbrennen, ebenfalls durch falsche, ungesunde Ernährung, denaturierte Nahrungsmittel, Konservierungsstoffe, ungenügendes Kauen, durch Medikamente, Umweltgifte, Pollen, Schimmelpilze, Hausstaub und Dämpfen aus Möbeln, Teppichen, Lacken, Farben. Auch Alkohol und Nikotin können Übersäuerung begünstigen, ebenso Bewegungsmangel und eine zu geringe Flüssigkeitsaufnahme.

Als erste »Opfer« einer Übersäuerung im Körper melden sich die Gelenke, die Muskeln, die Darmschleimhaut, die Gefäße und schließlich die überlasteten Organe. Wer übersäuert ist, ist auch anfälliger für verschiedene Krankheiten (Gicht). Erste Anzeichen einer Übersäuerung können Kopfschmerzen, Verstopfung, Bauchschmerzen, Müdigkeit, Konzentrationsschwäche und Schlafstörungen sowie Immunschwäche sein. Auch Bewegungsschmerzen und schmerzende Gliedmaßen können auf eine Übersäuerung hinweisen.

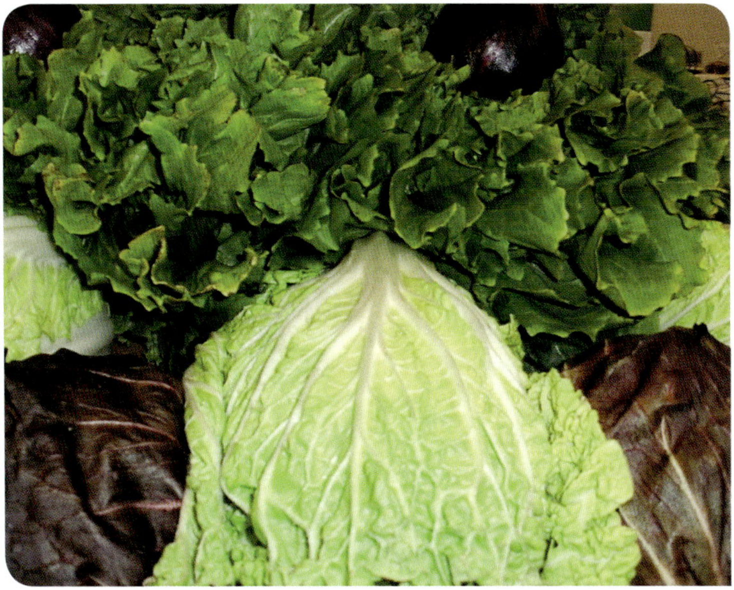

Frisches grünes Gemüse entsäuert den Körper und tut der Darmflora wohl.

Natürliche Tipps gegen Übersäuerung

- Wenn ich übersäuert bin, schreit der kleine Finger als Erstes um Hilfe. Wenn dieser sich morgens mit Bewegungsschmerzen bemerkbar macht, ist mein erster Griff zum **Muskel- und Gelenktee**, da darf es auch einmal ein halber Liter sein. Diese Mischung besteht aus Kräutern mit natürlichem Antibiotikum und speziellen nierenanregenden Kräutern, damit kann ich das übersäuerte Gewebe entlasten. Der Grund war meist das Achtel Wein zu viel am Vorabend. Die schmerzende Stelle selbst creme ich noch mit **Schwedenbitterbalsam** ein. Das ist meine Akutbehandlung. Die Schmerzen im kleinen Finger geben den Anstoß, besser auf eine konsequente, gesunde Ernährung zu achten und alle Körperorgane bei der Arbeit zu unterstützen.

- Säurebildende Speisen, die heutzutage oft auf unseren Speiseplänen zu finden sind, einschränken. Dazu zählen zum Beispiel Fleisch, Teigwaren, Zucker, Süßigkeiten, Kaffee und Weißwein.

- Unreife, saure Früchte und Gemüsesorten links liegen lassen. Greifen Sie zu reifer und frischer Ware (heimisch, saisonal).

- Essen Sie viel **grünes Gemüse** in allen Variationen, **frische Wildkräuter, Kartoffeln, Mandeln, reife Bananen**. Trinken Sie schluckweise **Rohmilch** direkt vom Bauern (bei der abgepackten Milch wurden die wertvollen Inhaltsstoffe durch Erhitzung abgetötet).

- Um den Säure-Basen-Haushalt zu regulieren, empfehle ich **basisches Mineralwasser** mit einem Kaffeelöffel **Dolomit** mit Magnesium und Kalzium in einer verwertbaren Zusammensetzung.

- Immer ausreichend trinken (Wasser, Kräutertee), um den Körper beim Entsäuern zu unterstützen.

- Bei der oben erwähnten **frischen und vitaminreichen Kost** nutzt man wichtige Inhaltsstoffe wie Natrium, Kalium, Kalzium, Magnesium, Eisen und Mangan in ihrer natürlichen Form. Sie wirken sich sehr positiv bei Sodbrennen und Übersäuerung aus.

- Ich trinke auch gerne die überschüssige **Molke** von selbst gemachtem **Bauerntopfen**, da habe ich zusätzlich eine hervorragende Vitamin-D3-Gabe. Wenn Sie eine **reife Banane** mit Molke mixen, ist Ihr Tagesbedarf an Vitamin D3 gedeckt, ohne irgendwelche schön verpackte Luxuspillen zu schlucken ...

- Übersäuerung beeinflusse ich auch positiv mit einem Kaffeelöffel sehr **bitterem Kräuterpulver**. Dadurch wird zugleich die starke Verschleimung ausgeschieden. Die bitteren Kräuter lege ich auf die Zunge und lasse sie fünf Minuten über die Mundschleimhäute einziehen.

- Falls Sie beim Wandern den **Weißen Ehrenpreis** finden, rate ich, etwas davon zu sammeln. Als Tee genossen, reinigt und entgiftet diese Heilpflanze perfekt. Auch Brennnesseln, am besten selbst gepflückt, helfen Ihnen beim Entgiften.

- Die Südländer bevorzugen **Feigen** und frische **Oliven**, wenn es darum geht, den Körper zu entsäuern. Feigen haben einen hohen basischen Wert und sind ideal zum Neutralisieren von säurebildenden Nahrungsmitteln, wie etwa Fleisch.

Ich finde die Natur einfach spitze, weil mir das Beste fast gratis zur Verfügung steht.

Eines möchte ich in Sachen Vitamine noch anmerken: Wer gern in Eigenregie Vitamine einwirft, sollte sich vor einer Überdosierung und den Wechselwirkungen in Acht nehmen. So behindert zum Beispiel zu viel Magnesium die Kalzium-Aufnahme sowie zu viel Zink die Eisen- und Kupfer-Verwertung. Zu viel Eisen wiederum führt zu einer vermehrten Bildung von zellschädigenden freien Radikalen. Ich rate dazu, künstliche Vitamine nicht auf eigene Faust zu nehmen, sondern unbedingt mit einem Arzt eine Lösung zu suchen.

Und Gott sprach: Sehet da, ich habe euch gegeben alle Pflanzen, die Samen bringen, auf der ganzen Erde, und alle Bäume mit Früchten, die Samen bringen, zu eurer Speise.
(1. Mose 1,29)

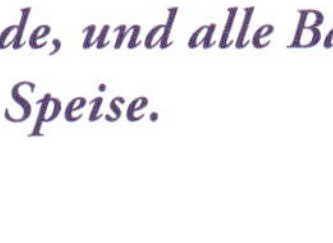

13. Magenfreude ohne Drücken

Ängste, Leistungsdruck oder Streit in der Familie können sich im wahrsten Sinne des Wortes auf den Magen schlagen. Wenn uns Sorgen und Belastungen an den Kopf prallen, stößt unser Gehirn deutlich mehr Stresshormone aus. Der Herzschlag ist bis zum Hals spürbar und damit schießt oft auch der Blutdruck in die Höhe.

Der Magentrakt ist in so einer stressigen Situation mittendrin und reagiert mit Krämpfen, Drücken, Völlegefühl und Übelkeit. Die langfristige Einnahme von Schmerzmitteln sowie hoher Alkohol- und Zigarettenkonsum schädigt den beleidigten Magen zusätzlich. Er entzündet sich. Häufige Ursache für eine Reizung ist auch das Bakterium Helicobacter, es greift die Schleimhaut an. Manchmal sind auch Parasiten (sowohl beim Menschen als auch bei Katze, Hund oder Pferd) die Verursacher, diese lassen sich mit **Bitterkräutern** und mit **Kieselsäure** (befindet sich in der Braunhirse) vertreiben.

Manchmal heilt sich der Körper selbst von Magenstörungen, sei es durch Erbrechen, Durchfall oder Fieber. Bei starken, länger anhaltenden Magenbeschwerden sollte immer ein (Fach-)Arzt konsultiert werden.

Entzündungsherde können auch durch Palmfett (Palmöl) entstehen, das in vielen fertigen Nahrungsmitteln zum Einsatz kommt. Durch die industrielle Verarbeitung gilt dieses Pflanzenöl als sehr ungesund, es enthält zu viele gesättigte Fettsäuren. Das umstrittene, minderwertige Öl ist für die Nahrungsmittelindustrie zu einem lukrativen Geschäft geworden, der Anbau ist billig. Wer sich gesund ernähren möchte, sollte Palmfett meiden.

Bei lästigen, wiederholten Magenproblemen würde ich ernsthaft eine Veränderung der Lebensgewohnheiten in Erwägung ziehen: Stressabbau, Verzicht auf scharfe und blähende Speisen, Nikotinabstinenz sowie, ganz wichtig, regelmäßige Bewegung.

86 Prozent unserer Arztbesuche sind stressbedingt! Da rede ich nicht vom Arbeitsstress, der ist meist gesund, wenn man körperlich »hundsmüde« von der Arbeit nach Hause kommt. Seien wir ehrlich, den größten Stress verursacht unsere Freizeit – die vielen Kaufrauschgeschichten, die Geldsorgen, die Kinder, die Streitereien, unbewältigte Probleme, die Lieblosigkeit der anderen sowie die mangelnde Selbstannahme und das fehlende Selbstbewusstsein.

Mein Tipp (statt Chemie aus Pillen, Kapseln & Co): Beim Sport, bei der Gartenarbeit, bei der Holzarbeit im Wald oder einfach beim Aufenthalt in der Natur gelingt Stressabbau pur, wir finden zu seelischem Gleichgewicht. Nehmen Sie sich bewusst Zeit dafür, genießen Sie jeden Moment, und gleich geht's wieder bergauf!

Nicht jeder Bauchschmerz oder jede Blähung müssen gleich eine Nahrungsmittelunverträglichkeit bedeuten. Die Intoleranzen greifen um sich, so mancher kann es gar nicht mehr hören, das Wort Laktoseintoleranz (Milchzuckerunverträglichkeit). Untersuchungen haben gezeigt, dass ein Viertel der Weltbevölkerung daran leidet, sie geht mit Durchfall und Blähungen einher. 98 Prozent der Betroffenen leben in asiatischen Ländern. Gehören Sie tatsächlich zu den winzigen übrigen zwei Prozent oder wurde es Ihnen nur so lange vorgegaukelt, damit viele Medikamente den Darm heilen dürfen!? Schärfen Sie Ihr Bewusstsein dafür!

★ So ein Witz!

Früher hieß es (p)furzen, heute heißt es Laktoseintoleranz.

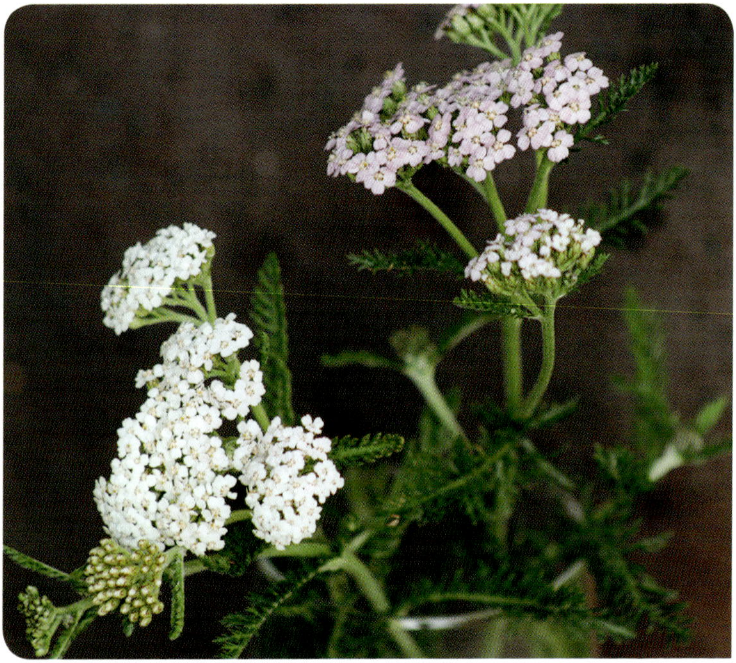

Die Schafgarbe, eine natürliche Hilfe bei Magen-Darm-Beschwerden.

Weg mit Blähungen & Co

- Die heiß geliebte **Wärmeflasche** ist bei mir häufig im Einsatz, auf dem Bauch, im Magen-, Darm- oder Blasenbereich. Wie angenehm ist doch das Gefühl der tiefgehenden Wärmeeinwirkung. Häufig hilft die Wärme schneller und besser als jeder chemische Schmerzstiller!

- **Kamillentee:** Zwei Teelöffel Blüten (am besten selbst gesammelt) mit einem Viertelliter kochenden Wasser etwa zehn Minuten überbrühen. Zwei Tassen täglich werden guttun. Achtung: Zieht der Kamillentee zu lang, kann es zu Magenreizungen kommen.

- **Käsepappel- oder Quittenschalentee** lindern Gastritis und Magenbeschwerden.

- Mein bester Magenfreund ist die **Schafgarbe**. Für den Tee nehme ich zwei frische Blütenköpfe (im Frühling und Sommer) oder einen Kaffeelöffel voll getrocknete Schafgarbe. Mit einem Viertelliter kochenden Wasser überbrühen und fünf bis zehn Minuten ziehen lassen. Auch der Tee von **Fenchel** und **Kümmel** ist bei Magenbeschwerden empfehlenswert.

- Das Trinken von **lauwarmen bis warmen Getränken** fördert das Wohlbefinden.

- Unsere tägliche Ernährung sollte das Baumaterial für unsere Zellen sein. Besorgen wir uns gutes Baumaterial, es lohnt sich. Immer wieder hört man, dass eine **ballaststoffreiche Nahrung** das Darmkrebsrisiko senken kann. Zur Vorbeugung wird von Ernährungsexperten **Müsli** (am besten zuckerfrei) zum Frühstück empfohlen. Die Zutaten, wie Haferflocken, Nüsse, Trockenobst und Hülsenfrüchte, enthalten reichlich wichtige Faserstoffe. Bereits eine Schale Müsli und ein Vollkornbrot (Natursauerteig-Vollkornbrot, kein künstlich gefärbtes, knuspriges Weckerl oder Croissant aus dem Supermarktofen) decken den halben Tagesbedarf an Ballaststoffen.

- Jede Art von **sportlicher Betätigung** an der frischen Luft unterstützt uns bei der Vorbeugung von Erkrankungen im Magen-/Darmbereich.

- Ein Hausmittel bei Pilzen im Körper: In einer Kaffeemühle eine **Zimtrinde** mahlen und mit **Honig** vermischen, das mag kein Pilz.

- ✿ Versuchen Sie es auch einmal mit **alten Apfelsorten** wie Sommerprinz, Renette, Gravensteiner, Cox Orange oder Kronprinz. Bei diesen genetisch unveränderten Obstsorten werden allein der köstliche Geschmack und die Vielfalt der Inhaltsstoffe wesentlich zur Gesundheit beitragen. Manche Leute, die Äpfel nicht vertragen, entdeckten bereits erfreut, dass solche ursprünglichen Sorten bei ihnen keine Beschwerden hervorriefen, im Gegenteil.

- ✿ **Hochwertige Öle** haben einen großen Einfluss auf unsere Gesundheit. Bei guten Ölen ist das Verhältnis der Omega-Fettsäuren untereinander stimmig. Sie sollten jeweils einen Teil Omega 3, Omega 6 und Omega 9 enthalten.
  Im Distelöl finden sich 20 Mal höhere Werte bei Omega 6, das fördert Entzündungen im ganzen Körper. Nicht viel besser ist Rapsöl. Auch in anderer Hinsicht ist Vorsicht geboten bei den hochgepriesenen Raps- und Distelölen, sie können blutdrucksteigernd wirken.
  Olivenöl, wenn es unter einer Temperatur von 38 Grad Celsius gepresst wird, enthält alle wichtigen Bestandteile. Leider sehr selten zu finden ist das äußerst bekömmliche Hanföl.
  Nussöl, Leinöl und Kokosöl schmecken gut und enthalten alle Fettsäuren im richtigen Verhältnis.
  Ich selbst wechsle die Öle in meiner Küche häufig, damit bringt man neue Geschmacksnuancen in die Speisen, egal ob Hauptspeisen oder Salate.

- ✿ Eine **Entschlackungskur** eignet sich in den Frühlingsmonaten besonders für Nieren, Leber, Haut, Darm und Lymphe. Die sogenannte Frühlingsmüdigkeit ist mit den **Heilkräutern vor der Haustür** bald vergessen. Das Entschlacken über die Niere erfolgt größtenteils durch eine ausreichende Flüssigkeitszufuhr. Um die Nieren zusätzlich zu unterstützen, können die verschiedensten

Kräuter eingesetzt werden. Teerezepturen aus harntreibenden Pflanzen, wie zum Beispiel **Brennnessel**, **Goldrute, Petersilie und Ackerschachtelhalm**, kommen hier zum Einsatz. Die Nierenkräutertees sollten im Bereich der Abendmahlzeit gegen 17 Uhr getrunken werden. Die reinigende Wirkung sollte mit klarem, frischem Wasser unterstützt werden. Das Ausschwemmen gelöster Schlackenstoffe gelingt damit noch intensiver.

Nur in der Umkehr und Ruhe liegt eure Rettung, nur Stille und Vertrauen verleihen euch Kraft.
(Jesaja 30,15)

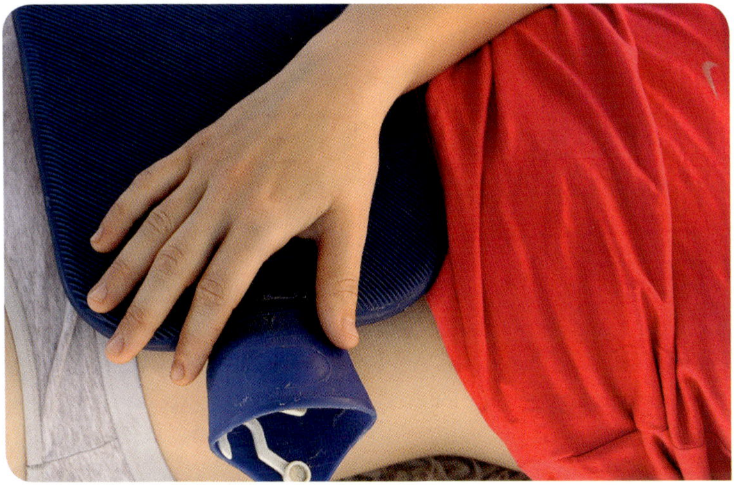

Die Wärmeflasche wirkt oft besser und rascher als ein Medikament.

14. Leber und Darm ohne Blockade

In der Naturheilkunde spricht man bei ständiger Müdigkeit vom »Schmerz der Leber«. Wut, chronischer Ärger und Sorge schädigen die Leber, das ist wohlbekannt.

Bittere Nahrungsmittel auf dem Speisezettel? Oje, ja, da müssen wir lange suchen. Unsere Großeltern hatten noch jede Menge Bitterstoffe in ihren Lebensmitteln wie Endivie, Rüben oder Zuckerhut. Alles war so sehr bitter, dass es lange ins kalte Wasser gelegt wurde. Heute suchen wir diese natürlichen Bitterstoffe vergebens. Die Nahrungsmittelindustrie hat diese »lästigen« Stoffe herauszüchten lassen.

Wie gut, dass es noch jede Menge **Löwenzahn** im Garten oder auf der Wiese vor der Haustür gibt! Die Pflanze lässt sich für eine Leberreinigung im Frühling bestens gebrauchen. Der Kartoffelsalat verträgt einiges von den bitteren Löwenzahnblättern, sie verleihen ihm einen Tupfer frisches Grün. Auch in Form von Spinat mit Brennnesseln schmeckt die gezahnte Kraft sehr gut. Die Wurzel des Löwenzahns kommt aktuell in der Krebsvorbeugung neu zu Ehren. Als Tee getrunken unterstützt der Löwenzahn Leber, Galle, Bauchspeicheldrüse und Niere.

Ein Häferl Tee von der **Goldrute, Odermennig, Mariendistel oder Schafgarbe** sollte eine Woche lang jeweils abends getrunken werden. Wahrscheinlich finden Sie eines dieser wirksamen Heilkräuter rasch in Ihrer Nähe.

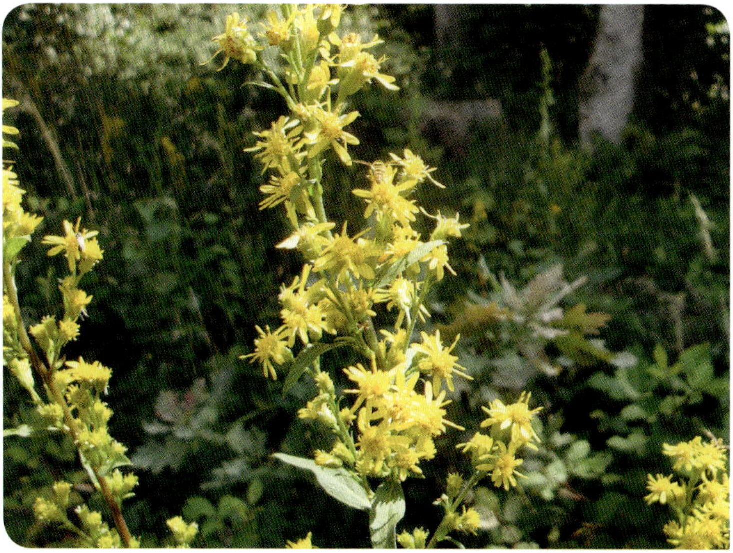

Die Goldrute hat eine beruhigende Wirkung auf den Körper.

Wie Sie der Verdauung auf die Sprünge helfen

- Den Darm dauerhaft gesund zu erhalten, sollte oberste Priorität haben. Dabei spielt die Vorbeugung eine wichtige Rolle. Eine **ballaststoffreiche, grobfaserige Ernährung** mit großen Mengen an Obst und Gemüse wirkt sich positiv auf die Darmschleimhaut aus. Auch mit Hafer(flocken)-Gerichten liegen Sie goldrichtig. Die Ballaststoffe im Hafer schützen die Darmschleimhaut, und Hafer enthält obendrein wertvolle Spurenelemente wie Zink und Kupfer.

- **Frisches Sauerkraut** oder **Sauerkrautsaft** haben einen bemerkenswerten Einfluss auf die Darmflora, wo sich siebzig Prozent der Abwehrzellen gegen Infekte befinden.

- Verstopfung oder Durchfall sollten nicht mit chemischen Mitteln verdrängt werden. Manchmal sind der **Verzicht auf feste Nahrung** und eine **angemessene Flüssigkeitszufuhr** die besten Wege zu einem gesunden Darm. Nach einer Durchfallzeit baue ich die Darmflora ganz langsam und vorsichtig mit Bitterkräutern wieder auf: Ein Glas Wasser (0,5 Liter) mit einem halben Teelöffel Schwedenbitter schluckweise über den Tag verteilt trinken! Dies saniert die Darmflora, ganz ohne chemische Hilfsmittel.

- Auch bei Verstopfung nehme ich einen Esslöffel **Schwedenbitter**, verdünnt mit warmem Wasser. Das bittere Gebräu trinke gleich nach dem Erwachen am Morgen, dann lege ich mich nochmals für zehn Minuten ins Bett. Die Wirkung zeigt sich bald.

- Sollte die Verstopfung hartnäckig sein, verrate ich meinen alten Supertrick! Planen Sie dafür zehn Minuten in der Früh vor dem Aufstehen ein. Eine Übung aus der Kindheit ist des Rätsels Lösung: **Radfahren**! Bleiben Sie auf dem Rücken im Bett liegen und radeln Sie mit den Beinen. Mit gemütlichem oder schnellerem Tempo, so wie es Ihnen möglich ist und Spaß macht, radeln Sie einfach dahin. Sie werden bald das Bedürfnis haben, die Toilette aufzusuchen.

- Weitere natürliche Tipps, um die Verdauung zu fördern: Ein **Glas heißes Wasser** sofort nach dem Aufstehen trinken oder einen Esslöffel voll **Olivenöl mit Zitronensaft** mischen und noch vor dem Frühstück trinken.

- **Bittere Nahrungsmittel** tragen, man glaubt es kaum, sehr zu Wohlbefinden und Gesundheit bei. Sie regen grundsätzlich den Stoffwechsel und die Verdauung an und schaffen damit die

Grundvoraussetzung für einen gesunden Körper. Bitterstoffe sind in verschiedenen Kräutern und Wildpflanzen, aber auch in manchem Obst und Gemüse enthalten.

- **Flotte Bewegung** an der frischen Luft wirkt sich immer günstig auf die Verdauung aus.

- Verstopfung? Es geht nichts weiter? Auf starkes Pressen sollte verzichtet werden. Abhilfe für dieses unangenehme Problem kann ein einfacher, kleiner **Schemel im WC** schaffen. Stellen Sie beide Füße auf den Schemel, wenn der Stuhlgang zu hart ist, es geht dann bestimmt leichter! Als Draufgabe können Sie auch noch den Oberkörper in Richtung Oberschenkel beugen. All das kommt der Hocke am nächsten, der natürlichen Position für die effektivste Darmentleerung. Sie wirken damit auch Hämorrhoiden entgegen.

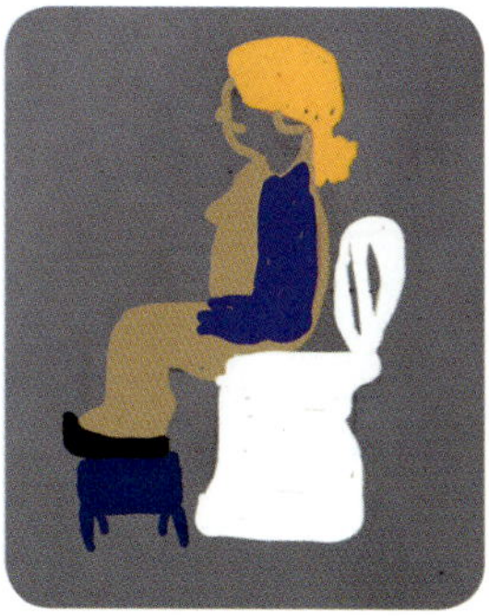

- **Meiden Sie Abführmittel**, davon wird Ihr Darm nur faul und träge. Den schönen Werbeversprechen mit »probiotischen« Drinks und ihrer angeblich tollen Wirkung sollten Sie widerstehen. Forschen Sie selbst nach, Sie werden staunen, was Sie darüber herausfinden. Ein einfaches Joghurt bringt meist ein besseres Ergebnis für den Körper und die Gesundheit.

✿ **Achtung, Lebensmittelzusatzstoffe:** Die beiden E-Nummern E 433 und E 466 sollten auf keiner Verpackungsschachtel in Ihrer Küche zu finden sein. Sie können die Darmflora schädigen und Entzündungen im Körper hervorrufen. Sie werden von der Lebensmittelindustrie zum Beispiel in Speiseeis, Kuchen, Keksen, Fertigsuppen und -saucen sowie Margarine eingesetzt.

Warum sollten wir in unserer (gesunden!) Ernährungsweise Selbstbeherrschung üben? In der Bibel heißt es:
Ob ihr nun esst oder trinkt oder was ihr auch tut, das tut alles zu Gottes Ehre.
(1. Korinther 10,31)

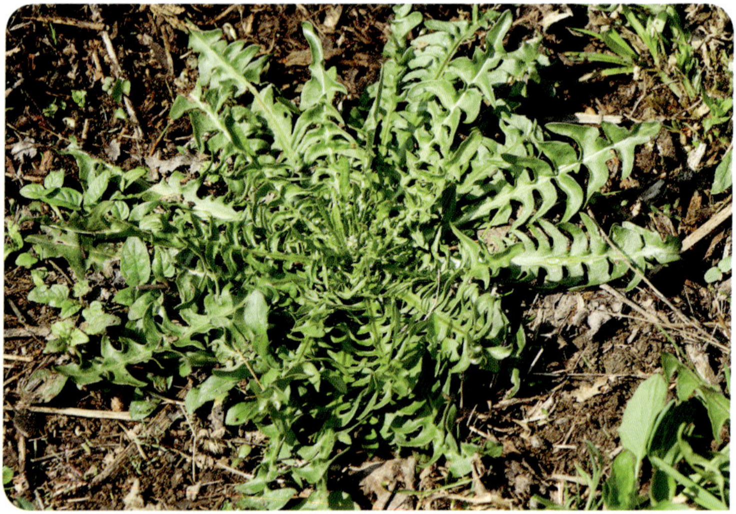

Löwenzahn: Seine Bitterstoffe haben eine blutreinigende Kraft.

15. Gesundheitsmythen ohne Ersatzreligion

Kürzlich hörte ich bei einem Restaurantbesuch die Bestellung vom Nachbartisch mit: »Bitte bringen Sie mir das Sojasprossensüppchen, aber nur, wenn die Sprossen aus biologischem Anbau stammen. Den asiatischen Salat nur mit zwei Spritzern unbehandelter Zitrone! Ist das Brötchen glutenfrei? Ist das sicher vegan?« Übertriebene Beschäftigung mit gesundem Essen, oder was manche dafür halten, schafft ein Gefühl von Heiligkeit und Wertigkeit, viele möchten damit auch ihren Selbstwert heben.

Unter Lebenslust verstehe ich etwas anderes! Wir werden heutzutage mit Wellnessmythen überschüttet, bei denen das genussvolle Leben zum organisierten Gesundheitsterror wird. Lassen Sie sich nicht vereinnahmen!

Wir haben schon so manch unvernünftigen Hype überstanden

Erinnern Sie sich? Da gab es in den 1980er-Jahren die Fitness- und Aerobicwelle, danach kamen die Rohköstler auf den Schauplatz der Weltverbesserer und bald danach die ausgeprägten Müslieroberer.

Es folgten die unseriöse Lightproduktschiene, die Fettbekämpfer, Eierverschmäher, Milchverwünscher, die Butterhetzer, Salzverzichter und zuletzt die Smoothiefritzen. Ihre künstlich hochgepuschten Aussagen sollten die wahre Gesundheit bringen. Und: Wer hat es geschafft, die Lebensqualität zu verbessern?

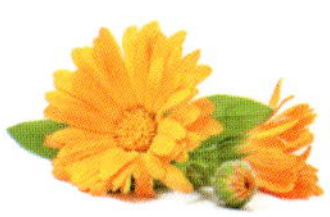

In keiner Phase des Lebens, vom Säugling bis zum Greis, bleiben wir von den vielversprechenden, aber letztendlich im Sand verlaufenden Werbebotschaften verschont. Auch der gefährliche Vitaminpillen-Irrglaube hat noch immer Hochsaison. Die handlichen, gepulverten Vitaminbomben aus dem Blechröhrchen sollten uns den Griff in den Obstkorb ersparen! Keine Frage, was hier erste Wahl ist. Natürliche Vitamine sind durch nichts zu ersetzen.

Die tiefgreifende Unsicherheit, der gesellschaftliche Druck und dieses ständige Gefühl, nicht ganz gesund zu sein, lassen uns tief in die Tasche greifen. Immer wieder schafft es die Industrie, unseren übertriebenen Gesundheitswahn mit denaturierten Lebensmitteln und künstlich hergestellten Zusatzstoffen zu Geld zu machen. Die modernen Medien und perfekte Werbemaschinerien tragen das Ihre dazu bei. Bald sitzen wir vor vollen Tellern und können nichts mehr essen! Eine Horrorvision. Dabei sprießen die Kräuter in unserer Nähe voll Energie. Es wäre so einfach!

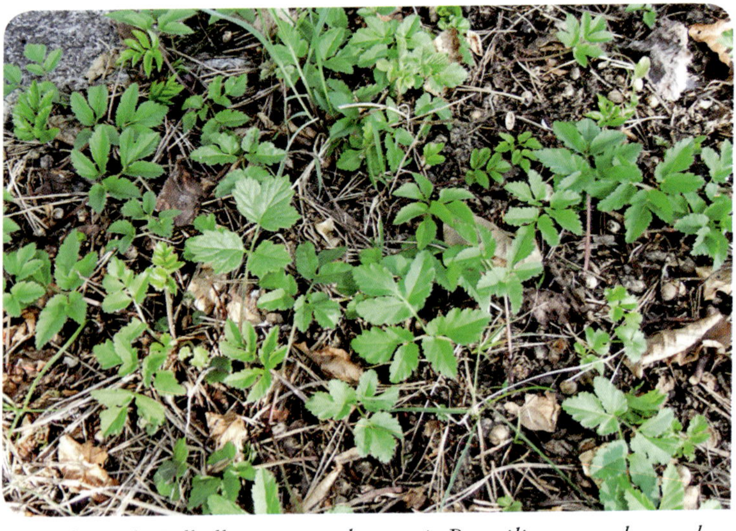

Giersch, auch Erdholler genannt, kann wie Petersilie verwendet werden.

★ **So ein Witz!**

Ich kenne einen Mann, der schon dreißig Jahre vegan lebt. Er sieht wirklich gesund und vital aus. Allerdings sieht er ziemlich schlecht, deshalb kommt er auch zu genügend Protein im Salat. Er übersieht immer die kleinen Schnecken ...

Hausverstand statt Heilversprechen

- Greifen Sie immer wieder, am besten täglich, **zu frischem, reifem Obst**. Es enthält einige hundert (!) gesundheitsfördernde Substanzen. Aber schlingen Sie es nicht hinunter, sondern essen Sie es genussvoll und langsam. Der **Kauvorgang ist topwichtig** für die Verdauungssäfte und die sonst arbeitslose Kauleiste. Die **Verdauung** beginnt im Mund! Wird die Nahrung schon im Mund gut zerkleinert, erleichtert das die eigentliche Verdauung sehr, es kann Magen- und Darmproblemen vorbeugen (Blähungen, Durchfall). Wie heißt es so treffend: Gut gekaut ist halb verdaut!

- Unser **täglicher Apfel** sollte von einem Hochstammbaum (großer, langlebiger Obstbaum) fallen, nicht von einem kleinen, oft stark überzüchteten Bäumchen.

- Wir benötigen täglich alle Mineralstoffe, Vitamine, Spurenelemente und Aminosäuren, um Körper und Geist fit und in Schwung zu halten. Mit einer **täglichen Portion Rohkost** lässt sich fast alles ausreichend aufnehmen. Zum Beispiel erhalten wir die wichtige **Folsäure** aus Rohkost (mit dem Erhitzen wird Folsäure abgetötet).

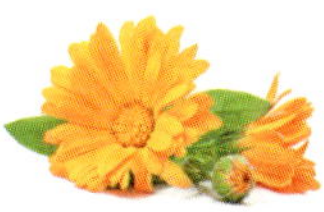

- **Vitamin C** befindet sich in Wildkräutern, Gemüse und Sauerkraut. Haben Sie's gewusst: Nur natürliches Vitamin C fördert die Aufnahme von Eisen im Blut. Eisen ist als Baustein des Bluts unabdingbar. Eisen und Kupfer befinden sich im **Giersch**, dem allseits ungeliebten **Erdholler**. Im Buch »Mein Kräuterschatz. Eine leidenschaftliche Kräuterwanderung durch die Jahreszeiten« habe ich den Giersch wertschätzend beschrieben. Für mich ist er die beste **Alternative zur Petersilie**.

- Machen Sie einmal eine **Kräuterwanderung in Ihrer Nähe** mit! Sie werden staunen, welche Schätze vor der Haustür wachsen. Lernen Sie diese kennen und nutzen Sie sie zu Ihrem gesundheitlichen Vorteil!

- Ein Zugeständnis mache ich in Sachen künstliche Vitaminpräparate: Schwangere, Bettlägerige und Kranke können, um den Tagesbedarf zu decken, darauf zurückgreifen. Allerdings nur nach einer Bedarfserhebung, sprich Blutuntersuchung, und in Zusammenarbeit mit einem Vitalstoffspezialisten. Bitte nicht selbst herumdoktern und Präparate und Dosierungen auf gut Glück ausprobieren! Manche künstlichen Vitamine können überdosiert genau so viel Schaden anrichten wie ein Mangel.

- Diverse heilversprechende **Joghurtgetränke** sollten, zerlegt in ihre Einzelteile, zum Überlegen anregen: viel zu viel Zucker, Milch von weit her und ungesundes Palmfett. Braucht das der Darm tatsächlich? Das hat er wirklich nicht nötig! Bleiben Sie bei Joghurt pur und süßen Sie nach Belieben selbst mit Obst und Honig.

- Unser frisches, reines, hochqualitatives **Trinkwasser** sollte nicht gegen ACE-Getränke (mit künstlichen Vitaminen A, C und E), magenreizende Multivitaminsäfte und andere süße, teure Wässerchen und Drinks getauscht werden. Wer täglich ausreichend klares Wasser trinkt, wird lange jugendlich aussehen, sein Gehirn bis ins hohe Alter aktiv halten und die Nieren beim Reinigungsprozess entlasten.

Kann die innere Einstellung die Gesundheit beeinflussen? Die Bibel sagt:
Ein fröhliches Herz tut dem Leibe wohl, aber ein betrübtes Gemüt lässt das Gebein verdorren.
(Sprüche 17,22)

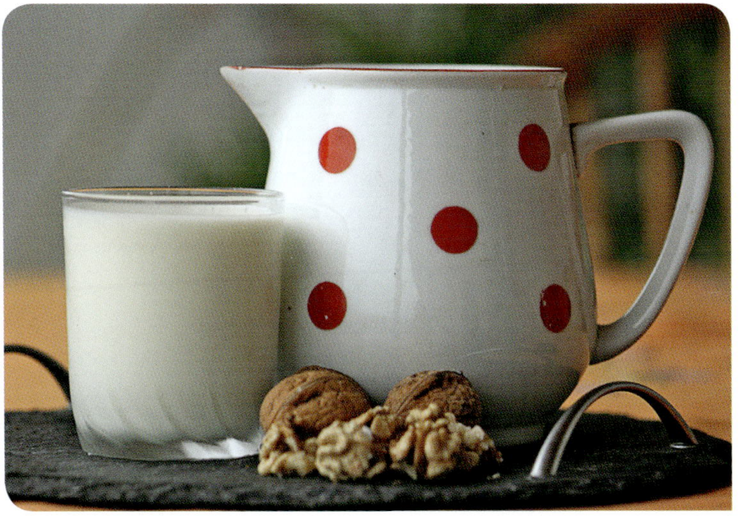

Rohmilch und Nüsse – gut für Haut, Verdauung und Immunsystem.

16. Magnesium ohne Brause

Magnesium ist ein lebenswichtiger Mineralstoff, dessen Bedeutung meist unterschätzt wird. Es ist an rund 300 Stoffwechselvorgängen beteiligt und wird oft auch als »Nervenpulver« bezeichnet.

Magnesium sollte in unserer täglichen Nahrung enthalten sein, das heißt, wir sollten es täglich aufnehmen. Es entkrampft die Muskeln und Gefäße und stärkt das Nervenkorsett, speziell bei einem hohen Stresslevel. Kurzum, es hilft mit, alle körperlichen und geistigen Anforderungen zu meistern. Die anderen können rasen und rennen und sich die Finger verbrennen. Ich bleibe ruhig und zufrieden, dies erzeugt ein Gefühl der Geborgenheit und Selbstzufriedenheit.

Zu einem Mangel an Magnesium kann es vor allem beim Sport kommen, bei anstrengender körperlicher Arbeit, im Wachstum, in der Schwangerschaft, im Wechsel durch starkes Schwitzen, bei Medikamenteneinnahme (Schmerzmittel, Entwässerungstabletten, Schlafmittel und Antidepressiva).

Jeder kennt diese unangenehmen Schmerzen, wenn die Muskeln krampfen. Sie sind auf eine Unterversorgung mit Magnesium zurückzuführen, die im schlimmsten Fall sogar das Herz schädigen kann. All die oben genannten Personengruppen sollten besonders auf eine ausreichende Magnesiumversorgung achten, um ihre Gesundheit nicht zu gefährden. Empfehlenswert ist, bereits vorbeugend etwas zu tun, nicht erst, wenn die Krämpfe und Beschwerden schon da sind.

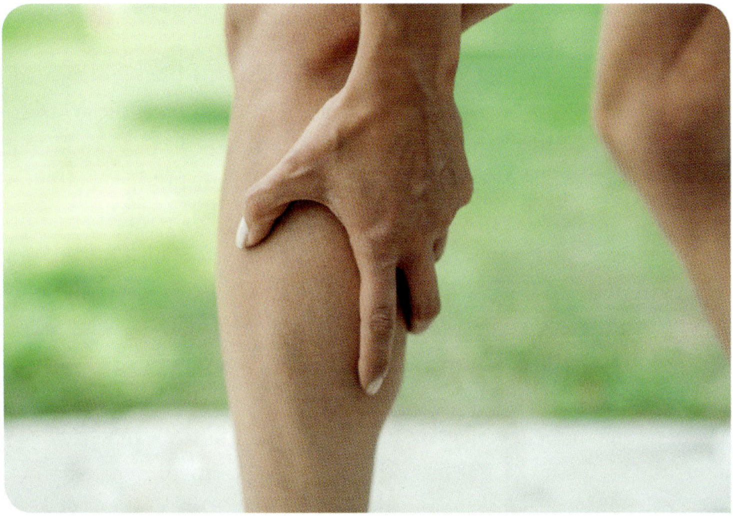

Foto: © Kerem Yucel / iStockphoto.com

Dolomit, eine natürliche Kalzium- und Magnesium-Quelle, beugt Wadenkrämpfen vor.

Tipps bei Wadenkrampf, Wachstums- und Kopfschmerzen

- Bei einer **ausgewogenen, abwechslungsreichen Ernährung** nehmen wir 300 bis 400 mg Magnesium auf, was den Tagesbedarf deckt. Gute Magnesiumquellen sind grüne Gemüsesorten (am besten aus heimischem Bioanbau), Gerichte mit Naturreis oder Kartoffeln, Fisch, Nüsse, Hülsenfrüchte und reife Bananen, ebenso Vollkornbrot mit Sonnenblumen und Kürbiskernen.

- 1/8 Liter **Mineralwasser** aus der magnesiumreichen **Donat-Quelle** in Rogaska (Slowenien) deckt einen Teil des täglichen Magnesiumsbedarfs.

✿ 60 Prozent des aufgenommenen Magnesiums bleiben im Speicher der Knochen, 39 Prozent brauchen das Herz, die Muskulatur, das Gehirn, die Leber und Schilddrüse. Die gefürchteten Wadenkrämpfe spüren wir meist im Ruhezustand. Wer dieses Alarmzeichen ignoriert, leidet vergebens. Als einfachste und günstigste Lösung aus der Naturecke verwende ich **Dolomit** in Form eines fein gemahlenen Dolomitgesteins. Es lässt sich einfach und auf vielfältige Art einnehmen, mit Wasser, Fruchtsaft, Joghurt, Suppe oder im Kartoffelsalat.

Mittlerweile haben viele Ärzte und Ernährungsexperten die Bedeutsamkeit von Magnesium für unser Wohlbefinden erkannt. Sie sind sich einig und weisen darauf hin, dass die Gabe von Magnesium bei Kopfschmerzen, Migräne, Reizbarkeit, Nervosität, Wadenkrampf, Osteoporose, brüchigen Fingernägeln, Muskelbeschwerden, Schwangerschaft, aber auch bei Lärm- und Wetterempfindlichkeit gute Dienste leistet. Bei schwerwiegenden Krankheiten sind ausgebildete Mineralstoffexperten sicher behilflich. Es gibt auch Krebsspezialisten mit Erfolgen in der Komplementärmedizin.

★ So ein Witz!

Glatze = FKK auf höchster Ebene, und dafür zahlt man beim Friseur 8,50 Euro für Waschen, Suchen und Legen!

17. Allergie ohne Chemie

Ein Thema, das mich schon seit Jahrzehnten interessiert und beschäftigt, sind Allergien und Unverträglichkeiten. Mit den einfachen nachfolgenden Anregungen haben es schon viele Geplagte geschafft, die Allergien mit eigener Kraft ins Out zu treiben.

Viele Betroffene, ob Frau, Mann oder Kind, absolvieren bei diesen Erkrankungsbildern oft eine langjährige Odyssee an Arztterminen, Behandlungen von Darm und Leber mit Kortison- und Antibiotika-Kuren, häufig ohne eine Verbesserung zu erzielen.

Die Haut als das größte Organ des menschlichen Körpers bekommt da meist den größten Brocken ab. Eine Köchin mit wunden Fingerzwischenräumen, Kleinkinder mit Juckreiz, der einer Familie alles abverlangt. Am liebsten würde ich in die Haut des Kindes schlüpfen, um es von seinen Qualen zu befreien. Hauptbetroffene sind Kinder und Jugendliche.

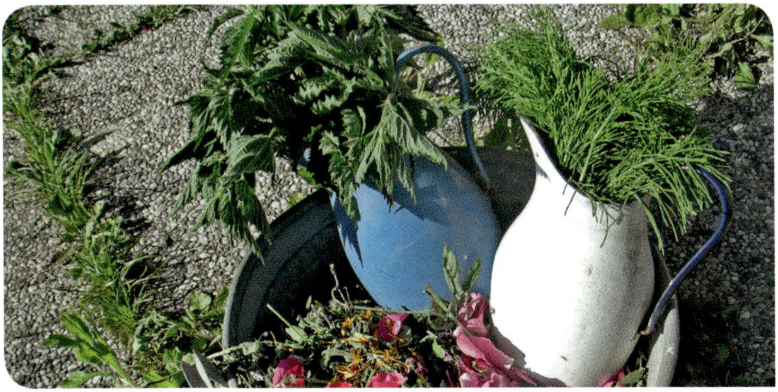

Ein Kräuter-Fußbad hilft gegen kalte Füße und dient den Nieren.

Meine mehr als 40-jährige, intensive Suche nach natürlichen Hilfestellungen bei Allergien und Unverträglichkeiten hat sich gelohnt. Ich bin überzeugt, dass jeder Betroffene selbst eine befriedigende Verbesserung bewirken kann.

Vorrangig sind Stresssituationen und Schockerlebnisse die Auslöser. Auf die Frage nach dem Warum von Krankheiten erklärte mir ein Arzt vor Jahrzehnten den Ablauf sehr verständlich. Er meinte, ich müsse mir den Körper wie ein Regenfass vorstellen. Da laufen Unmengen an Regenwasser hinein und mit einem Schlag ist das Fass voll. Dann läuft es über. Zum Vergleich: Mit einem einzigen auslösenden Ereignis ist der menschliche Körper oft schon »voll«, es hat nichts mehr Platz, alles läuft über ... Ich finde diesen Vergleich sehr treffend!

Manche füllen Unmengen von unnötigen, belastenden, traurigen, stressigen, ungesunden Dingen in ihren Körper, in die Seele und den Geist. Irgendwann wird alles zu viel und die »Hilfeschreie« werden hörbar, äußern sich ...

Ich habe vor Jahren in alten Büchern (wirklich alten, aus dem 17. Jahrhundert) Zusammenhänge entdeckt, die besagen: »Die Niere schreit um Hilfe!« Frühere Heilpraktiker haben den Nieren wesentlich mehr Aufmerksamkeit und Unterstützung geschenkt. Die Niere wurde aus der Sicht weiser Naturmediziner behütet und mit der Kraft von Heilkräutern gestärkt. Dazu verwendeten die alten Heilgelehrten die Kräuter vor der Haustür für Teemischungen, Waschungen, Wickel und wohlriechende (Dampf-)Bäder.

Heute muss die Niere auf Hochtouren arbeiten, fast bis zur Erschöpfung. Das Filtersystem der Niere ist sehr komplex und außerordentlich fleißig. Störungen können leichter auftreten, wenn die Füße häufig kalt sind. Dieses Problem betrifft nicht nur Menschen mit Allergien und Neurodermitis. Auch andere Hautkrankheiten, Rückenschmerzen, Gicht und depressive Störungen lassen sich mit warmen Füßen verbessern, behaupte ich. Sorgen Sie daher immer für warme Füße!

Wohlige Pflege für Haut und Nieren

- Und noch einmal: Halten Sie die Füße warm. Ich genieße gern ein warmes, angenehm-duftendes **Fußbad** mit einem Esslöffel Salz, Kräuteressig oder Schwedenbitter.

- Eine Empfehlung bei Allergien: Geben Sie öfter mal einen Kaffeelöffel Senfkörner ins Fußbad.

- Nach dem Fußbad pflege ich die Füße mit einem wärmenden **Muskel- und Gelenkbalsam**. Diesen tiefgehenden Balsam verwende ich auch tagsüber, sobald ein Gefühl von Kälte über meine Beine streicht. Das natürliche Antibiotikum aus dem **Wintergrünöl** wirkt im Muskel- und Gelenkbalsam entzündungslindernd, ebenso bei Muskelschmerzen am ganzen Leib, einfach überall dort, wo Wärme wohltut. Warme Füße sind ein wichtiger Beitrag zum Gesunderhalten der Nieren.

- Um die beiden wichtigen, sensiblen Organe Haut und Niere in ihrer Tätigkeit zu unterstützen, ziehe ich auch gern meinen **Neuschaltee** heran. Er enthält spezielle Kräuter, die bei Allergien, Neurodermitis und Schuppenflechte die Beschwerden lindern. Dosierung: Einen halben Liter Neuschaltee trinke ich täglich über einen Zeitraum von vier Wochen. Nach einer einwöchigen Pause genehmige ich mir täglich noch einen Beutel Tee für weitere vier Wochen.

- Die für Haut und Niere wichtigen Mineralstoffe Magnesium und Kalzium erhalte ich sehr preisgünstig aus dem feinst gemahlenen **Dolomitpulver**. Davon gebe ich einfach einen Kaffeelöffel voll täglich in Wasser, Joghurt, Müsli, Fruchtsaft oder Rohmilch. Frühzeitige Verbesserungen und Erfolge sollten Sie

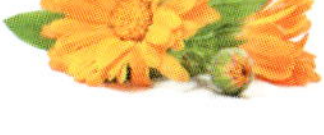

aber nicht davon abhalten, Dolomit über einen Zeitraum von neun bis zwölf Wochen einzunehmen.

- In den Anwenderberichten am Schluss dieses Buchs beschreiben einige Betroffene ihren Weg zum Ziel. Die vielen positiven Rückmeldungen bei Allergien, Schuppenflechte und Neurodermitis haben mich mutig gemacht, mein Rezept zu verraten. Der Juckreiz gehört mit dem **Aloe Vera Gel mit Zimt und Vanille** (es wirkt antiseptisch) bald der Vergangenheit an. Der Juckreiz ist ein Hauptübel bei Hautkrankheiten, er bringt die Betroffenen zum Verzweifeln. Oft möchte man sich die Haut richtiggehend herunterreißen.

- Das Gefühl der trockenen und rauen Haut beseitigt man mit duftendem **Johanniskrautöl-Balsam** oder **Ringelblumenbalsam** im Winter.

- Die reifere, trockene und juckende Haut verträgt den **Schwedenbitterbalsam** sehr gut.

- Frauen sollten in der Schwangerschaft bereits häufig jene Nahrungsmittel, die der Nachwuchs später gut vertragen soll, mit Freude essen. Legen Sie einen guten Grundstein mit vielen Obst- und Gemüsevarianten. Besonders die tiefgrünen Gemüsesorten bringen einen Mehrwert.

Warum sollte man um seine Gesundheit besorgt sein? Die Bibel sagt:
Oder wisst ihr nicht, dass euer Leib ein Tempel des Heiligen Geistes ist, der in euch ist und den ihr von Gott habt, und dass ihr nicht euch selbst gehört? Denn ihr seid teuer erkauft; darum preist Gott mit eurem Leibe.
(1. Korinther 6,19–20)

18. Sonnenstrahlen ohne Frust

Nehmen wir den November als Beispiel. Grau, kalt, nebelig und ungemütlich ist es draußen. Sie haben sicher schon an den Vitamin-D-Mangel gedacht. Wie komme ich am besten an das »Sonnenvitamin«? Nutzen Sie jeden noch so kleinen Sonnenstrahl in der trüben Jahreszeit, und nicht nur dann!

Sie gehen vermutlich mit der üblichen Tagescreme an die Sonne, um Vitamin D zu tanken. Aber genau da liegt der Haken. Ihre Hautcreme enthält den Lichtschutzfaktor 15, der 99 Prozent der Vitamin-D-Aufnahme blockiert. Sie lassen, ohne es zu wissen, das Vitamin D nicht an Ihre Haut. Gerade in der kalten, sonnenarmen Jahreszeit, wo noch dazu die meisten Hautpartien von Kleidung bedeckt sind, verhindern wir die wichtige Vitamin-D-Zufuhr, die nur von der Sonne ausreichend geregelt wird.

Ich verwende keine Hautcreme aus dem Supermarkt, sondern einen zellerneuernden, geschmeidigen Ringelblumenbalsam ohne Lichtschutzfaktor. So schütze ich die Haut vor der Kälte und bekomme zugleich genug Vitamin D und eine natürliche Bräune. Beim Skifahren und am Berg sind intensive Schutzcremen notwendig. Sie möchten doch bestimmt keine verbrannte Nasenspitze riskieren. Ein Tipp: In Konsumententests erfahren Sie, welche Sonnencremen hier am besten infrage kommen. Viele enthalten bedenkliche Stoffe, wie Mikroplastik und andere gesundheitsschädliche Chemikalien. Sie gelangen über die Haut in unseren Organismus. Und: Der Preis sagt meist gar nichts über die Qualität aus …

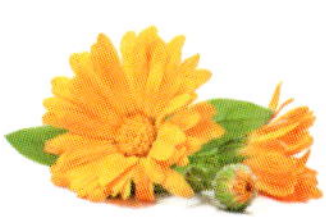

Bräune ohne Sonnenschutzmittel

Meine langjährig angewandte Methode, wie man ohne Sonnenschutzmittel durch den Sommer kommt, haben schon viele Sonnenhungrige getestet. Das Ergebnis ist nicht geeignet für die Verkäufer von Sonnencremen ... Mein Zugang zum Sonnenschutz ist von der hautfreundlichsten Seite.

Ich liebe die Sonnenstrahlen auf der nackten Haut. Am Ende des Winters, also bereits ab Februar, beginne ich die **Vorbereitung** auf den sonnigen Sommer ... Ich fange jeden nur erdenklichen Sonnenstrahl ein, ob es die Vormittagspause, die Mittagspause oder der freie Tag ist.

Anfangs genügen fünf bis zehn Minuten Sonnenschein auf die **unbehandelte Haut**. Ich meide jedes Sonnenschutzmittel, da ich mir gern einen natürlichen Braunton auf mein Gesicht zaubern lasse. An sehr kalten Tagen verwende ich den tiefgehend zellerneuernden **Ringelblumenbalsam** als Kälteschutz.

Meine Geheimstrategie lautet: In der fortschreitenden Frühlingszeit **steigere ich das tägliche Sonnenbad** im Minutentakt bis auf **zwanzig Minuten**. Manchmal genehmige ich mir den Sonnengenuss auch zweimal täglich.

Anfangs kann es zu einer ganz leichten Rötung der zarten, blassen Haut kommen, manchmal bereits nach fünf Minuten. Ich wasche mein Gesicht mit kaltem Wasser ab und lasse es von der Raumluft trocknen. Die zart gerötete Haut bekommt dann das beruhigende Aloe Vera Gel mit Zimt und Vanille hauchdünn als Pflegebalsam aufgetragen. Kurz darauf erstrahlt die Gesichtsfarbe in einem gesunden Braunton. Da kann man regelrecht zuschauen, wie flott sich das ändert.

Natürlich werden schön langsam auch die Arme und Beine von der Frühlingssonne mit einem gesunden Teint bedacht. Auch hier gilt: Klein anfangen und langsam die Sonnendosis steigern. Nie übertreiben. Bis zu den ersten Badetagen im Mai erstrahlt dann mein ganzer Body bereits gesund braun.

Mit diesem **langsamen, sorgsamen Aufbau der Selbstschutzzeit** benötige ich keinen chemischen Sonnenschutz mit Aluminium oder anderen Schadstoffen. So einfach kann es gelingen und so irreführend ist unsere Kosmetikindustrie. Jeder Erwachsene hat einen Hausverstand, jeder ist selbst verantwortlich! Ausnahmen für meine Methode sind, wie erwähnt, Ski- und Bergtouren oder ein Ägypten-Urlaub im April. In diesen Fällen verweise ich auf gute, handelsübliche Sonnencremen.

Der Körper eines Erwachsenen ist mit zwei Quadratmetern Haut bedeckt. Die Haut ist unser größtes Organ, behüten wir es mit Umsicht und Sorgfalt!

Vitamin D, das Lebenselixier

- Unser Körper ist in der Lage, Vorstufen von Vitamin D3 selbst herzustellen. Dazu benötigt er unbedingt die **UV-Strahlen des Sonnenlichts**. Das Provitamin D3 wird dann in der Leber und den Nieren zum aktiven Hormon umgewandelt. Ein gesunder Vitamin-D-Spiegel im Blut liegt zwischen 30 und 80 Mikrogramm pro Liter.

- Vitamin D kann man nur in sehr geringen Mengen mit der Nahrung aufnehmen, zum Beispiel über fetten Fisch, aber auch über Rohmilch. Wobei ein Glas **Rohmilch** von Kühen auf einer Alm wesentlich mehr Vitamin D als Rohmilch von Stallkühen enthält.

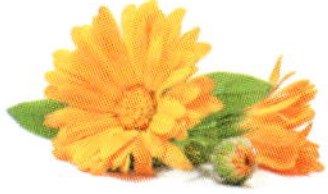

✿ **Vitamin D** ist ein wahres Lebenselixier. Es wird für folgende Aufgaben im Körper benötigt:

- Aufnahme von Kalzium und Phosphor aus dem Darm und Einbau in die Knochen
- Aktivierung der Abwehrzellen
- Ankoppelung der Nervenbotenstoffe (Serotonin, Dopamin) im Gehirn
- Verhinderung von unkontrolliertem Wachstum abnormaler Zellen (z. B. Schutz vor Krebs und Schuppenflechte)
- Stabilisierung der Muskelzellen
- Vorbeugen von Demenz und Depressionen
- Kontrolle des Blutdrucks und Elektrolythaushalts
- Zusätzlich wirkt der Vitalstoff entzündungshemmend, da er die typischen Entzündungsreaktionen im Blut (C-reaktives Protein, Interleukin) zurückdrängt.

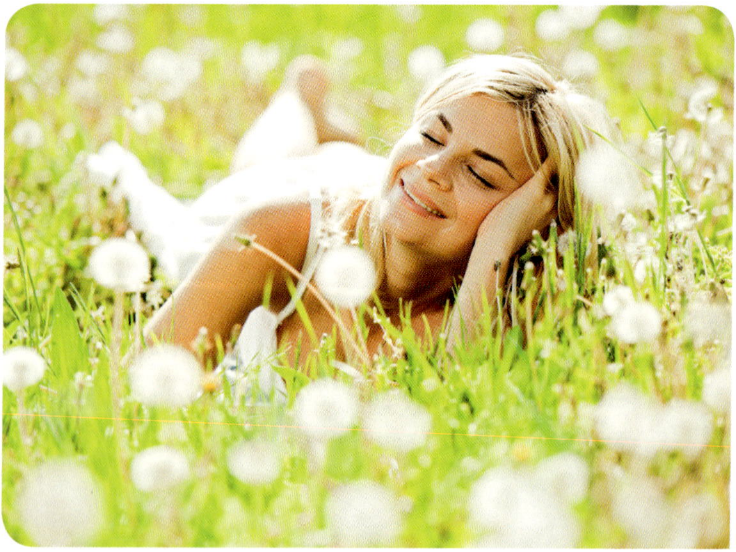

Foto: © skynesher / iStockphoto.com

Mein Tipp: Gewöhnen Sie die Haut ganz langsam an die Sonne.

Kinder sind Frischluftfreaks

Jeden Tag eine Ausfahrt mit dem Kinderwagen, natürlich mit Sonnenschirm, Sonnenhut und leichter Bekleidung, wird bei Mutter und Kind die Immunkraft stärken und ihnen zu einer gesunden Bräune verhelfen. Säuglinge und Kinder haben allerdings andere Voraussetzungen, ihre Haut muss besonders geschützt werden. Eine Mutter hat dafür meist ein gutes Bauchgefühl, wenn sie nicht massiv beeinflusst wird ...

Hautkrebs kann bereits in den ersten sechs Lebensjahren festgelegt werden, und zwar durch eine sehr intensive Sonnenbestrahlung der Baby- und Kinderhaut. Da hilft auch nicht das beste Sonnenschutzmittel. Daher meine dringende Empfehlung: Kinder sollten sich mit leichter Bekleidung ausschließlich im Schatten aufhalten, um gut geschützt zu sein. Da ist ein Umdenken gefordert!

Babys fühlen sich im eigenen Garten sicher wohler als am fernen Strand bei brütender Hitze. Im heißen Süden würde die zarte Baby- und Kinderhaut einer unzumutbaren, gesundheitsschädlichen Bestrahlung ausgesetzt. Der unausgereifte Körper eines Babys wäre überfordert. Manchmal berichten mir Eltern von »Horrorurlauben« am Strand, ein schmerzhafter Sonnenbrand hat das Urlaubsvergnügen stark getrübt.

Die Haut vergisst nie, welche Schäden ihr im Kindesalter zugefügt wurden. Ein leichter Sonnenbrand im Erwachsenenalter wird hingegen nicht so kritisch im Hinblick auf das Hautkrebsrisiko gesehen.

Ich kann es nicht oft genug betonen: Kinder sollten immer durch Kleidung (am besten aus Naturfaser) und eine Kopfbedeckung vor der heißen Sonne geschützt werden.

Die Gott lieben, werden sein wie die Sonne, die aufgeht in ihrer Pracht.
(Buch der Richter 5,31)

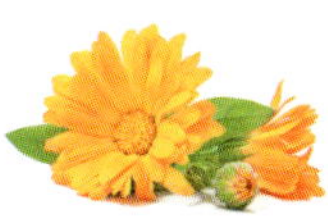

19. Baby-Outfit ohne Gift

Der zarten Babyhaut fehlt noch der robuste Schutzmantel, das Immunsystem ist im Reifwerden. Die Organe sind sehr empfindlich gegenüber äußeren Einflüssen und ihnen oft schutzlos ausgeliefert, wie etwa den Dämpfen von Chemikalien. Die lustige, bunte und imprägnierte Kinderbekleidung heutiger Tage ist deshalb nicht unbedingt das Beste für unsere süßen Kleinen, sie steckt meist voller gefährlicher Schadstoffe.

Im Gegensatz zu heute haben unsere Großmütter uns fürsorglich in baumwollene, weiße Strampelhosen und Windeln gesteckt, in Leinenhemdchen gewickelt und mit Schafwolle zugedeckt. So etwas wäre heute natürlich total unmodern, man muss ja mit der Mode gehen. Unmodern hin oder her, auf jeden Fall ein Grund zum Nachdenken ...

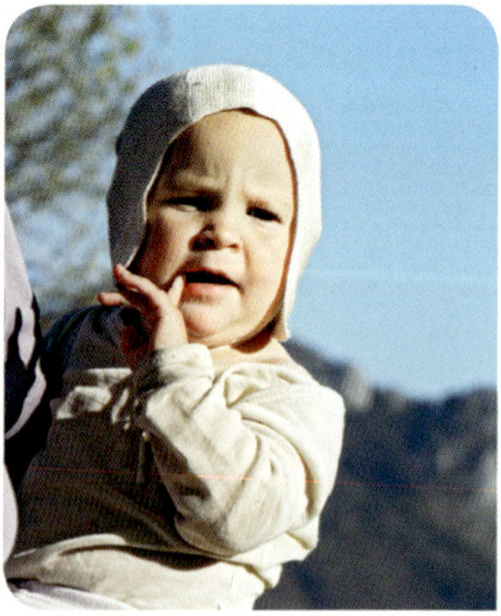

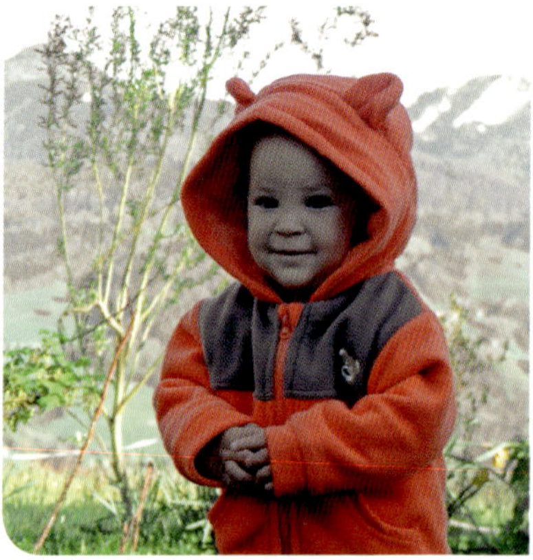

Kleidung ist unsere zweite Haut. Sie sollte so natürlich wie möglich und frei von Schadstoffen (Weichmacher, Bleichmittel, Schwermetalle) sein.

Die niedliche Kinderbekleidung wird häufig unter schlechtesten Arbeitsbedingungen in Asien produziert. Oft sogar von Kindern, die skrupellos ausgebeutet werden. Je billiger, desto besser. Immer öfter erscheinen Medienberichte von schwerkranken Kindern, die bei der Textilherstellung mit giftigen Materialien in Kontakt kamen. In der westlichen Welt wird gern verschwiegen, dass Schwermetalle und giftige Azofarbstoffe zum Einsatz kommen, um die bunten Bodys, Sweater, Jäckchen, Kleidchen, Blüschen, Hosen, Schuhe und Söckchen zu produzieren, die unsere Babys so reizend kleiden. Ach, wie süß ...

Grau ist nicht cool, dieses Farbempfinden stört unser Gemüt. Bunt und knallig ist schöner. Um dieses Ziel zu erreichen, werden synthetische Farben verwendet. Leider gelten einige Vertreter dieser Farbstoffe als allergieauslösend und sogar krebserregend. »Weißer als weiß«, so soll unsere Wäsche sein ... Strahlendes Weiß vermittelt eben ein frisches, sauberes Gefühl. Dieses Streicheln der Seele kostet jedoch einen hohen Preis, da sich die optischen Aufheller leicht von den Fasern der Babykleider lösen und auf der empfindlichen Haut eines Säuglings Reizungen hervorrufen können. Die Weißmacher stehen als Auslöser von Allergien im Verdacht.

Je bunter, desto lieber

Unsere Kinder sind fasziniert von Kleidungsstücken mit bunten Aufdrucken ihrer Lieblingsserienhelden, ihrer durch die Werbung hochgepuschten Idole. Welchem Aufstand müssen die Eltern da standhalten, um den Knirpsen ihre Wünsche abzuschlagen ...

Vor dem Kauf eines Kleidungsstücks mit aufgedruckten Motiven sollten besorgte Eltern also sicherstellen, dass bei der Herstellung nur umwelt- und gesundheitsverträgliche Drucktechniken (zum Beispiel Siebdruck) angewendet wurden. Schwierig, aber möglich.

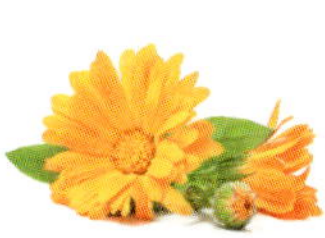

Eine ständige, längere Belastung des Körpers mit zinn- bzw. metallorganischen Verbindungen (OZV) kann zu einer Schädigung des Nerven-, Immun- und Hormonsystems führen. Ein weiterer Schadstoff in moderner Kleidung ist Antimon, der in Polyesterbestandteilen zu finden ist. Er kann sich negativ auf die Leber, Niere, Nerven und das Herz auswirken. Weiters Formaldehyd, es wird eingesetzt, um Kleidung mit einem Knitterschutz zu versehen. Diese chemische Verbindung kann Reizungen der Haut, Atemwege und Augen verursachen. Für die gestresste Hausfrau bzw. den Hausmann reduziert sich durch den Knitterschutz der tägliche Kampf mit dem Bügelwäscheberg. Man sollte aber auch immer an die möglichen gesundheitlichen Folgen denken.

Mit chemischen Weichmachern, bekannt als Phthalate, werden Stoffe elastisch und kuschelig. Über ihre Gefährlichkeit wissen die wenigsten Konsumenten Bescheid. Sie können über die Haut ins Blut gelangen und verschiedene Gesundheitsschäden verursachen. So stehen sie im Ruf, sich negativ auf die Fruchtbarkeit auszuwirken und die Schilddrüse sowie die Leber zu belasten. Viele Schadstoffe lösen sich auch durch unseren Schweiß von den Wäschefasern. Die Weichmacher finden sich nicht nur in (Baby- und Kinder-)Textilien, sondern auch in anderen alltäglichen Dingen wie Spielzeug, Kosmetik, Medikamenten und Lebensmittelverpackungen.

Oft finden wir auf den Etiketten bunter Kleidungsstücke den Vermerk »Separates Waschen erforderlich«. Dieser wohlgemeinte Hinweis sagt nichts Gutes aus ... Die Farben und Chemikalien sind mit den Fasern nicht fest genug verbunden. Wer hat das noch nicht erlebt, dass beim Waschen etwas abfärbt, dass andere Kleidungsstücke unerwünschte Farbspuren abbekommen. Nur durch sehr häufiges Waschen werden manche Schadstoffe entfernt, doch dann kann es schon zu spät sein ...

Babyhaut sollte niemals mit chemisch gefärbten Stoffen in Kontakt kommen. Nur mit ungefärbten Bodys, Strumpfhosen und Pullis gehen wir auf Nummer sicher. Zugegeben, diese sind im Handel nicht ganz leicht zu finden. Wenn schon bunt, dann plädiere ich besonders bei Säuglings- und Kinderkleidung auf Secondhandware. Die gravierenden Belastungen sind hier bereits herausgewaschen, die ärgste Gefahr ist gebannt.

Hände weg von UV-Schutzkleidung

Sonnenlicht benötigen wir alle, vom Baby über die Mama bis zur Oma, und das zu jeder Jahreszeit! Sonnenlicht versorgt uns auf natürliche Art und Weise mit Vitamin D. Oder haben Sie ein gutes Gefühl, wenn Ihr Kind ausschließlich Vitamin D in Form von Tropfen bekommt?

Und was ist mit der viel diskutierten UV-Bekleidung für unsere Kleinen? Die Wirksamkeit ist umstritten. Ich rate zu ausgewaschener Baumwollbekleidung, allerdings keiner bunten, einem Sonnenhut sowie einem Sonnenschutz für den Kinderwagen – dann sollte dem täglichen Spaziergang nichts im Wege stehen. Wie gesagt: Babys keiner direkten Sonnenbestrahlung aussetzen.

Inzwischen finden wir viele Informationen über Hightech-Textilien und auch deren teils giftige Inhaltsstoffe. Sicher sind Regenbekleidung und Stopper-Socken bequem, aber auch gesundheitsgefährdend. Ich sage: Es sind Stoffe, die nie eine Kinderhaut berühren dürften. Die Werbung will unseren Nachwuchs mit Nano, Micro und Glitzer zu Status- und Modesymbolen machen.

Nehmen wir uns bei der Nase, ein einfach gekleidetes Baby wird wenig Aufmerksamkeit erwecken. Doch stopp, schreit der Hausverstand! Wir belasten unsere lieben kleinen Püppchen mit jeder Menge Schadstoffen. Sie können das junge Leben so ziemlich aus der Bahn werfen, wenn Allergien und hormonelle Störungen auftreten.

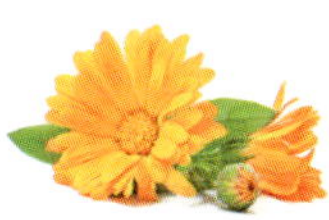

Bitte, liebe Oma, Mama oder Taufpatin, Sie lieben doch diese entzückenden kleinen Geschöpfe! Versuchen Sie die vielen irreführenden Werbebotschaften zu ignorieren, der Gesundheit wegen.

Wir wollen nur eines: Die Babys gesund heranwachsen sehen. Wir wollen fröhliche, lachende Kinder, die nicht durch nächtlichen Juckreiz die ganze Familie zum Verzweifeln bringen. Und wo trotz schulmedizinischer Kortison-Behandlung keine Lösung in Sicht ist. Mit dem Zudecken der Ursachen hat der Organismus noch größere Schwierigkeiten, gesund zu werden und zu bleiben. Soweit meine Gedankenanstöße.

Wirklich 100 Prozent Baumwolle?

Auch bei der Aufschrift »100 % Baumwolle« befindet sich oft Unerwartetes. Seien Sie also kritisch und wachsam. Ein rosaroter Babybody, als »reine Baumwolle« in einem Kaufhaus angeboten, bestand bei näherer Betrachtung aus: 73 Prozent Baumwolle, 2 Prozent Polyacryl, 8 Prozent Farbstoffe, 14 Prozent Harnstoff-Formaldehydharz, 3 Prozent Weichmacher, 0,3 Prozent optische Aufheller.

Die »Veredelung« von Textilien durch Bleichen, Färben oder knitterfreie Ausrüstung mittels Chemikalien ist gang und gäbe, ebenso bereits das Behandeln von Monokulturen mit Schädlingsbekämpfungsmitteln auf den Baumwollfeldern. Die Baumwollpflanzen werden bis zur Ernte bis zu 25 Mal mit Pestiziden behandelt. Vor der Ernte werden sie oft noch mit einem Entlaubungsmittel besprüht, damit alle Blätter abfallen, bevor eine Erntemaschine die Früchte mit den Samenhaaren pflücken kann. Durch die Verarbeitung der Baumwolle werden zwar viele Schadstoffe reduziert, aber ...

Nach wie vor sind zu viele giftige Stoffe in unseren Textilien enthalten. Die Phthalate, Flammschutzmittel, Formaldehyd, Schwermetalle, Biozide und Pestizide können Beschwerden wie Allergien,

Kopfschmerzen, Haut-, Atemwegs- und Schleimhautreizungen, hormonelle Störungen, eine Schädigung des Nervensystems und im schlimmsten Fall sogar Krebs verursachen.

Grundsätzlich gilt bei Textil-Neuware:

Ansehen! Anfassen! Riechen!

Keine Angst vor Secondhand

Viele Eltern scheuen sich davor, für ihre Kinder schon getragene Kleidungsstücke zu kaufen. Man könnte ja schief angesehen werden, und neu ist eben immer besser, oder doch nicht?

Secondhandware hat, neben dem Umweltaspekt der Wiederverwertung, einen großen Vorteil: Sollten in der Bekleidung Schadstoffe enthalten gewesen sein, sind diese durch häufiges Waschen entfernt oder nur noch in minimalen Spuren vorhanden. Das ist eine gute Alternative zu teuren Bioprodukten, bei denen auch wiederum Vorsicht geboten ist. Laut Konsumententests halten viele nicht, was sie versprechen. Es lohnt sich also, immer auf das Etikett zu schauen und sich im Vorfeld eines Kaufs näher über Öko-Siegel zu informieren.

Praktisch veranlagte, gesundheitsbewusste Eltern greifen gern auf Textilien aus Secondhandläden oder von Flohmärkten zurück, bei denen man davon ausgehen kann, dass sie bereits eine große Anzahl an Wäschen hinter sich haben.

Denn wir haben nichts in die Welt gebracht; darum werden wir auch nichts hinausbringen. Wenn wir aber Nahrung und Kleider haben, so wollen wir uns daran genügen lassen.
(1. Timotheus 6,7–8)

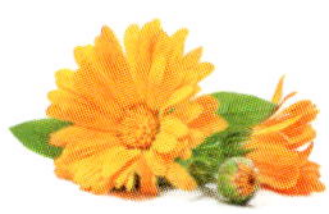

20. Zähne ohne Karies

Manchmal braucht man einen Wink, einen Anstoß von Freunden, um Dinge, die man »immer so gemacht hat«, zu hinterfragen. Durch meine jahrzehntelange kritische Neugierde und meinen Wissensdrang in Sachen Gesundheit (ständiges Fragen nach dem Warum, Wieso, Wozu) und durch viele Tausende Gespräche mit lieben, weisen Menschen bin ich auf interessante Informationen gestoßen. Ich fühle tiefe Besorgnis in mir, wenn ich sehe, wohin sich manche Dinge entwickeln. Die Aufklärungsarbeit von mutigen Zeitgenossen ist wichtig!

Ich möchte ermutigen, dieses Buch als Anregung zu sehen, um Dinge zu prüfen und mit Bekannten darüber zu diskutieren. Tauschen Sie mit Freunden Erfahrungen über Gesundheitsthemen aus.

Mein Hauptbeweggrund, hinter die »Kulissen« zu schauen, ist mein Bestreben nach einer einfachen, ursprünglichen, ehrlichen Lebensphilosophie. Schwierig erweist sich dies für viele durch die moderne Konsumgesellschaft, durch raffinierte Werbebotschaften, die uns verblenden. Auch eingefahrene Denkmuster lassen meist keine Veränderung zu. »Weil es uns so gelehrt wurde, weil es immer so war«, heißt es dann. Weil das Wegsehen, Zudecken, Verdrängen die einfacheren Methoden sind.

Meine Erfahrungen mit dem Thema Zahngesundheit werden Sie staunen lassen. Ich bin der lebende Beweis für Kauleisten ohne Zahnstein und Plomben, trotz meines Alters, ich bin auf dem Weg Richtung 60.

Ende 2015 entdeckte ich ein Buch, das sich sehr aufsässig gegen unser bestehendes System der Zahnmedizin richtet. Ich spreche von »Zahnarztlügen. Wie Sie Ihr Zahnarzt krank behandelt« von Dorothea Brandt und Lars Hendrickson. Beim Lesen wurde mir bewusst, welche irreparablen Zahnschäden durch die heutige übertriebene Zahnpflegekultur entstehen können.

Noch nie zuvor wurden die Zähne so häufig geputzt wie heutzutage, so große Mengen an chemischen Hilfsmitteln (Zahnpasta, -wasser, -öl, -seide und Chemikalien zur Reparatur im Mundbereich) eingesetzt, gebleicht, gebohrt, plombiert. Noch nie wurden so viele Wurzelbehandlungen durchgeführt, Zähne entfernt, Brücken und Implantate eingesetzt und mit sogenannter professioneller Zahnreinigung Unfug getrieben wie im letzten Jahrzehnt. Die Zähne der Österreicher sind durchlöchert, abgetötet, glänzen durch »Abwesenheit« und scheinen trotz allem immer gravierendere Schäden vom Säuglingsalter an aufzuweisen. Was hat die übertriebene Zahnbearbeitung gebracht?

Die Ausrede von der Vererbung zählt nicht mehr. Keiner erbt faule Zähne! Die unansehnlichen schwarzen Stümpfe zeigen sich schon bei kleinen Kindern.

Die Ursachen dafür sind in unseren Lebensumständen zu finden, in der heutigen Ernährung – fehlende Vitamine und Mineralstoffe trotz Überernährung – und bei pürierter Kost (zu wenig grobfaserige Rohkost und Ballaststoffe).

Eine ganz wichtige Botschaft an alle Eltern: Der Zucker muss weg! Vor allem die vielen zuckerhaltigen Getränke sind schwere Verfehlungen gegen die Zahngesundheit.

Kranke Zähne können auch einen direkten Einfluss auf viele Körperorgane haben. Ja, von den Zähnen gehen beängstigend viele Erkrankungen aus. Bei undefinierbaren Krankheitszuständen sollten daher auch immer die Zähne genauer kontrolliert werden.

★ **So ein Witz!**

Zwei Herren gesetzteren Alters gehen im Park spazieren. Der eine bückt sich und sucht ganz aufgeregt den Boden ab. »Was suchst du denn da?«, will der andere wissen. »Ich habe meinen Kaugummi verloren«, so die Erklärung. »Warum nimmst du denn keinen neuen?«, schlägt ihm der Freund vor. Die Antwort folgt prompt: »Weil am alten Kaugummi meine Zähne hängen!«

Das Geheimnis der Zahngesundheit liegt in der Ernährung. Denn es bedarf einiger ungünstiger Voraussetzungen, damit Zahnfäule, also Karies, entstehen kann. Diese Krankheit wird unter anderem von Streptokokken über den Speichel übertragen. Küssen und Husten sind unter anderem die Überträger dieser Keime. Auch von Besteck oder Gläsern, die gemeinsam benützt werden, kann eine Übertragungsgefahr ausgehen. Die Streptokokken und zahlreiche andere Bakterien gehören an sich zur Mundflora und sind relativ harmlos – solange sie nicht mit Zucker in Berührung kommen! (Also küssen Sie ruhig weiter, aber bitte ohne Zuckerkonsum!)

Der Punkt ist: Durch unsere zuckerreiche Ernährung erhöht sich der Anteil der Streptokokken und anderer Bakterien in der Mundflora gewaltig, die Karies nimmt ihren Lauf.

Es ist egal, ob die Fäulnisgefahr von Haushaltszucker oder anderen Zuckerarten (ausgenommen Birkenzucker) ausgeht. In Fertiggerichten, Konserven, Ketchup, Bonbons, Pralinen, Süßspeisen und Limonaden ist versteckter Zucker in unverantwortlichen Mengen enthalten. Die Bakterien im Mund bilden mithilfe dieses Zuckers aggressive, schädliche Säuren. In diesem sauren Milieu kann sich die Karies austoben.

Besonders fatal: Wenn süße Limonade über den ganzen Tag verteilt getrunken wird, schädigt dies den Zahnschmelz wesentlich intensiver, als wenn man etwa zwei Stück Torte auf einmal isst. Ich würde jedenfalls keines von beiden empfehlen! Wenn Zucker an die Zähne kommt, ist es wichtig, die Zähne ehestens zu putzen oder zumindest den Mund mit klarem Wasser auszuspülen.

Karies heilt sich selbst

Ja, kaum zu glauben, Karies kann sich selbst heilen. Ich möchte dazu meine eigene Geschichte erzählen. Ich habe keine Plomben, keinen kariesbefallenen Zahn und keinen Zahnstein. Meine Zahnarztbesuche sind sehr selten, etwa alle sieben bis zehn Jahre. So richtig klar wurde mir dieser positive Umstand auch erst durch das oben erwähnte Buch »Zahnarztlügen«.

Früher spürte ich manchmal die Angriffe von Karies auf meine Zähne. Ich entdecke auf meiner Zahnoberfläche winzige hellbraune Punkte und bat einen Zahnarzt um die Kontrolle meiner Zähne. Dies war etwa vor acht Jahren. Der Arzt äußerte sich zurückhaltend über die kleinen braunen Tupfen. Er murmelte in seinen Bart: »Na ja, das lassen wir.«

Heute, mit den vielen Informationen über »Zahnarztlügen«, bin ich diesem Zahnarzt (der leider nicht mehr lebt) sehr zu Dank verpflichtet. Ein übereifriger Zahnarzt hätte die braunen Tupfen vermutlich aufgebohrt und mit giftigen Plomben wieder verschlossen. Dieser damals schon betagte Zahnarzt hat einen wichtigen Teil zu meiner Zahngesundheit beigetragen. Heute weiß ich, diese Tupfen, das war selbst geheilte Karies!

Natürlich habe ich meine Zähne auch immer sauber geputzt. Eine handelsübliche Zahnpasta hat allerdings fast nie den Weg zu meinen Zähnen gefunden. Ich verwende seit mehr als vierzig Jahren zum täglichen, gründlichen Putzen aller Zahnflächen natürliche Mineralstoffe in Form eines **weißen Zahnputzpulvers**. Meine

Form der Zahnpflege hat niemals Fluoride, Aluminium oder Mikroplastikkügelchen enthalten. Eine Zahnseide zu verwenden, war für mich auch überflüssig.

Wenn die besagten winzigen braunen Tupfen ein leichtes Ziehen oder unangenehmes Kälte- oder Wärmeempfinden hinterlassen haben, habe ich mein Zahnputzpulver direkt mit der Zahnbürste auf den Zahn aufgetragen und es kurz einwirken lassen. Zu dieser Zeit wusste ich tatsächlich nicht, dass diese Tupfen Karies waren. Die empfindlichen Stellen sind mit dem Pulver von alleine verschwunden. So einfach heilt Karies von selbst.

In meinem Zahnputzpulver befinden sich österreichischer Birkenzucker, Natursalz aus Altaussee, einige köstlich duftende, frisch vermahlene Kräuter aus meinem Garten und meine geheimen Karies-Vernichter. Die Zahnbürste sollte immer weiche Borsten haben. **Das weiße, feinst vermahlene Zahnputzpulver** tupfe ich mit der leicht feuchten Zahnbürste auf und reinige die Zähne. Ausspülen ist ratsam, muss aber nicht sein. Das Pulver duftet angenehm nach frischen Kräutern.

Im Buch »Zahnarztlügen« wird erwähnt, dass eine sehr gründliche Reinigung alle 24 Stunden stattfinden sollte. Für die verbleibende Reinigung, besonders nach dem Konsum von Zucker, genüge reines Wasser zum Spülen. Ich kann sagen: Mit dem Zahnputzpulver fühlen sich die Zähne über 24 Stunden glatt und sauber an!

Noch ein Wort zu Zahnstein, der auch das Kariesrisiko erhöhen kann: Er entsteht, wenn Mineralsalze und Mineralstoffe des Speichels auf Bakterien treffen und der Speichel verkalkt. In der Zahngesundheit stellt diese Form der Süße einen wichtigen Bestandteil der natürlichen Zahnhygiene dar. Zahnsteinentfernung »genoss« ich einmal in meinem Leben, vor etwa 35 Jahren, das hat ganz gewaltig geschmerzt. Ich bin dank der Zahnreinigung mit meinem Kräuter-Zahnputzpulver stolz darauf, ohne Zahnstein leben zu dürfen.

Von Experten wird gern Chlorhexidin, ein Antiseptikum, einprozentig, ohne Ethanol, zum Spülen der Mundhöhle empfohlen. Ich muss gestehen, ich traue dem nicht, auch Nebenwirkungen sind möglich. Wenn es Sie interessiert: Auf YouTube.com gibt es ein Video mit dem Titel »Wie Sie sich beim Zähneputzen selbst vergiften« *(www.russische-heilgeheimnisse.com)*.

Tipps für gesunde Zähne

- **Eine »grüne« Möglichkeit zum Zähneputzen, die Sie ganz einfach selbst herstellen können:**
  7 Teile Ingwerpulver, je 1 Teil Eichenrinde, Pfefferminze und Speisesoda vermischen (alles aus der Apotheke) und dieses grüne Pulver mit einer weichen Zahnbürste verwenden.

- **Ein Tipp gegen Zahnfleischschwund:** Graben Sie im Frühling und Herbst die **Wurzel des Beinwells** aus. Diese Wurzel wird zu einer Tinktur verarbeitet und öfter am Tag ins Zahnfleisch einmassiert. Bitte unbedingt selbst die Tinktur ansetzen, der gekaufte Beinwell ist gezüchtet und verfügt nicht über alle Wirkstoffe.

- Der **pH-Wert** im Mund wird durch **Xylit**, einen natürlichen Zuckeraustauschstoff, reduziert. Es reichen schon 50 Gramm, um ihn zu neutralisieren. Xylit ist unter anderem in Birkenzucker enthalten. Es kurbelt die Speichelproduktion an, forciert die Kalziumeinlagerung im Zahnschmelz und hilft mit, Kariesbildung zu reduzieren und zu verhindern.

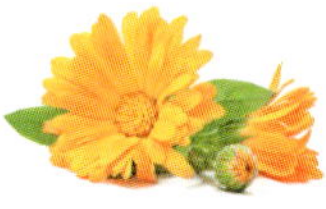

- **Soforthilfe bei Zahnschmerzen:** Wenn beim Zahnarzt kein rascher Termin möglich ist, können Sie Ihre Zahnschmerzen mit einem in **Schwedenbitter** getränkten Wattebausch lindern. Ein kurioses, aber wirksames Mittel ist weiters, eine geschälte kleine **Knoblauchzehe** in jenes Ohr zu stecken, auf dessen Seite die Zahnschmerzen wüten. Es klingt ziemlich idiotisch, aber es wirkt. Sie können es gefahrlos testen.

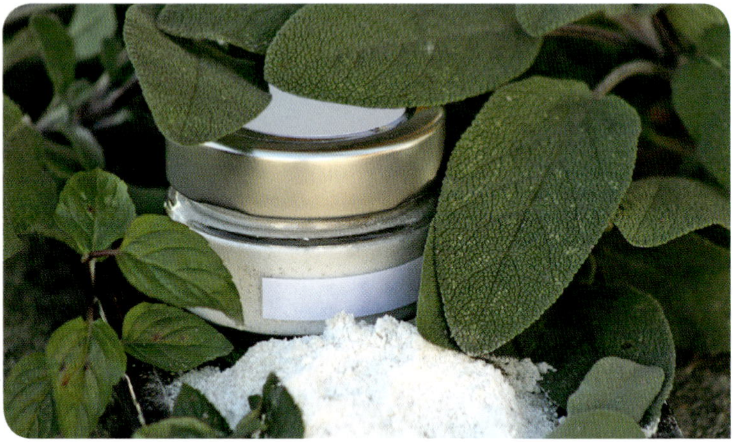

Zahnputzpulver als natürlicher Ersatz für chemische Zahncreme.

Fluoride, Amalgam & Co

Viele gesundheitsbewusste Menschen lassen sich bereits die **Zahnplomben** (Amalgamfüllungen) aus früheren Tagen wieder entfernen ... Der Bedauernswerteste dabei ist der Zahnarzt, er setzt sich bei dieser Behandlung einer permanenten Vergiftung seines Körpers aus, denn das Einatmen von Amalgam (Zahnfüllung aus Quecksilberlegierungen) ist hochgiftig. Mehr dazu zum Nachlesen auf *www.russische-heilgeheimnisse.com*. Es ist wichtig, sich umfassend über dieses Thema zu informieren. Dahinter steckt eine jahrzehntelange Beeinflussung durch die chemische und pharmazeutische Industrie, von der man sich nur mit sehr viel Neugierde und Hintergrundinformationen befreien kann.

In den handelsüblichen Zahnpasten sind **Fluoride** enthalten, sie erleichtern die Aufnahme von Aluminium im Körper! Am Rande bemerkt: Das ist chemische Kriegsführung gegen die Menschen. Fluorid blockiert die Funktion der Zirbeldrüse, welche die wichtige Aufgabe der Steuerung aller Drüsen hat. Besonders hervorzuheben ist heutzutage der Anstieg bei Schilddrüsenunterfunktion-Erkrankungen ... Nach nur neun Minuten sind die besorgniserregenden Inhaltsstoffe der Zahnpasta im Blutkreislauf. Schwangere sollten keine am Markt befindliche Zahnpasta verwenden. Im schlimmsten Fall kann es zu Wachstumsstörungen beim Embryo kommen, weil die Fluoride über das Blut auch das Kind erreichen.

Bei meinen Ausführungen zu diesem heiklen Thema stütze ich mich unter anderem auf das oben genannte Buch »Zahnarztlügen«. Die Autoren weisen dabei auch auf eine Untersuchung im Jahr 2006 im Fachblatt »The Lancet« hin, die Fluoride als die »neue neurotoxische Substanz« identifizierte. Diese sei für schwere Hirnschäden verantwortlich zu machen. Der Nationale Forschungsrat der USA (NRC, National Research Council), eine Non-Profit-Organisation, erklärte, es sei offensichtlich, dass Fluoride dazu in der Lage seien, die Gehirn- und Körperfunktionen direkt und indirekt zu stören.

Für alle, die über die Inhaltsstoffe in Zahnpasten mehr erfahren wollen: *http://quer-denken.tv/619-zahnpasta-gift-aus-der-tube/*

Auch **Kinderzahnpasten** enthalten Inhaltsstoffe wie Aluminiumverbindungen, Antibiotika, Schaumbilder, Nitrate, Aromen und das Nervengift Fluorid, die allesamt auch eine verfrühte Reifung der Geschlechtsorgane auslösen können. Schon allein die Uneinigkeit in

Expertenkreisen sollte Eltern misstrauisch machen und zu eigenen Nachforschungen motivieren.

Kleinkinder sind meist begeistert von den künstlichen, süßen Geschmacksstoffen in der Zahnpasta und schlucken diese auch besonders gern. Würde ein Kleinkind eine Tube fluorierte Kinderzahnpasta aufessen, bestände Lebensgefahr. Die Werbung trichtert uns ein: »Wer sein schönstes Lächeln mit strahlend weißen, kerzengeraden Zähnen präsentiert, hat es leichter im Leben!«

Immer mehr Zahnspangen

Noch nie war der Bedarf an **Zahnspangen** so groß wie heutzutage. Ich sage Ihnen: Es gibt einen Zusammenhang zwischen der Häufigkeit von Zahnregulierungen und unserer Ernährung. Lassen Sie mich dies kurz ausführen. Der Punkt ist, dass wir unseren Kleinkindern zu wenig »harte« Lebensmittel zum Kauen anbieten. Das ganze pürierte Essen ist für die Kauwerkzeuge der (Klein-)Kinder keine Herausforderung!

Die Kaumuskeln müssen angeregt und gefordert werden, nur so kann sich ein natürlicher, gesunder Kiefer bilden, wo später alle Zähne ihren Platz in einer geraden Stellung finden. Wenn jedoch jedes Obst zum Smoothie gemixt, jede Karotte gekocht, jeder harte Apfel gemieden wird, dann können Sie gleich auch eine Zahnspange für Ihr Kind einplanen. Früher hat das geliebte Stück harte Rinde des Natursauerteigbrots ein hartnäckiges Beißen von uns verlangt. Dabei wurden die Kaumuskeln ordentlich strapaziert und trainiert.

Viele frische, knackige und gesundheitsfördernde Lebensmittel, die wir »mit Hausverstand« gegessen haben, sind heute unansehnlichen Breigerichten aus dem Gläschen gewichen. Dafür glänzen überall die Zahnspangen hervor. Dieses Phänomen sollte Eltern zum Nachdenken anregen.

Gott hat uns nicht gegeben den Geist der Furcht, sondern der Kraft, der Liebe und der Besonnenheit.
(2. Timotheus 1,7)

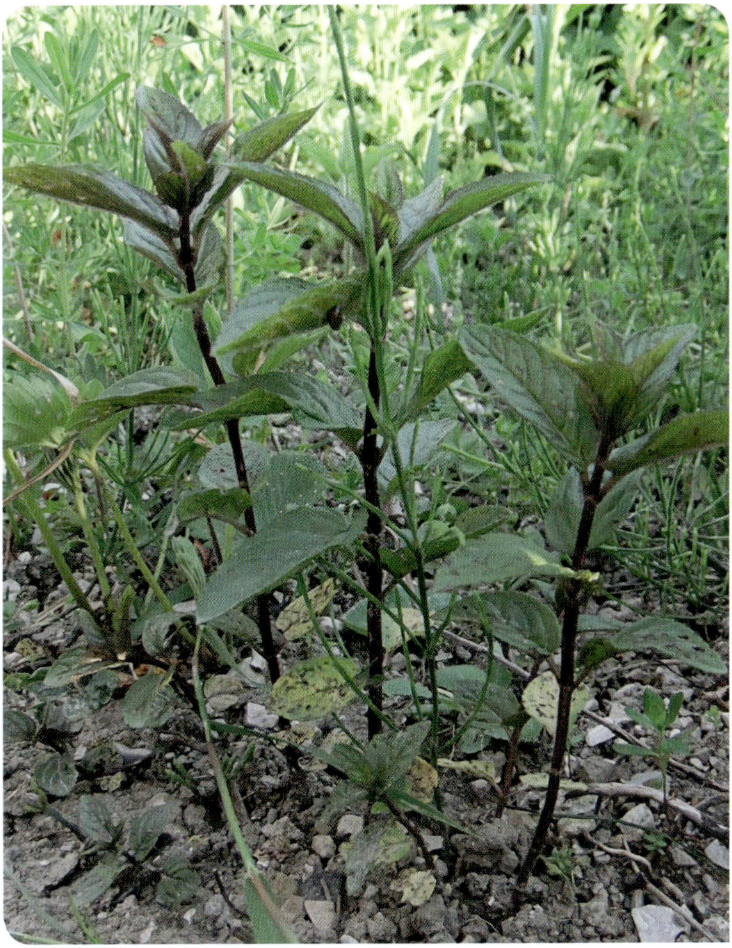

Pfefferminze verleiht dem Zahnputzpulver einen frischen Duft.

21. (Birken-)Zucker ohne Reue

Zucker gilt als Dick- und Krankmacher Nummer eins. Doch nicht jeder Zucker ist schlecht. Ich möchte hier den Birkenzucker hervorheben, einen traditionellen pflanzlichen Zuckeraustauschstoff. Er sieht aus wie Haushaltszucker, verfügt aber über vierzig Prozent weniger Kalorien, und das bei gleicher Süßkraft. Und er schadet, im Gegensatz zu Rübenzucker, den Zähnen nicht. Auch bekannt als »Holzzucker« oder Xylit, finden wir etliche Birkenzucker-Formen im Handel.

Xylit (vom griechischen Wort Xylon, Holz) wurde ursprünglich aus der finnischen Birke gewonnen, daher auch der Name Birkenzucker. Heute wird er hauptsächlich aus Buchenholz hergestellt. Aber auch »Birkenzucker« aus chinesischen Maiskolben und gentechnisch veränderten Maisstangen ist in den Geschäften zu finden. Auf dem Etikett befindet sich dann oft die Aufschrift: »Made in Finland«. Hier sollten Sie immer kritisch nachforschen.

Diabetiker sollten sich intensiv mit dem Birkenzucker auseinandersetzen. Ihnen dient er als Ersatz für den üblichen Haushaltszucker, der den Blutzucker- und Insulinspiegel beeinflusst. Xylit empfindet der Organismus nicht als Fremdstoff, im Gegensatz zum Haushaltszucker. Der deutsche Chemiker und spätere Nobelpreisträger Emil Fischer entdeckte um 1890 bei einer wissenschaftlichen Tätigkeit den Zuckeralkohol namens Xylit. Damals wusste noch niemand, dass dieser Stoff auch ein Rettungsanker in Sachen Zahngesundheit sein würde (Schutz vor Karies).

Ich freue mich, einen Birkenzucker im Programm zu haben, der heimisch und dessen Herstellung nachvollziehbar ist. 65 Prozent Holz von österreichischen Baumarten werden darin verarbeitet. Ich verwende Birkenzucker gern zum Süßen von Tee, Kaffee, Pudding, Kompotten, zum Bestreuen von Mehlspeisen und für Salatdressings. Wer sich gern von süßen Versuchungen hinreißen lässt, könnte als Ersatz oder zur Überbrückung eine Prise Birkenzucker in den Mund nehmen und genießen. Zähne, Speiseröhre, Magen und Darm ziehen es auf jeden Fall jeder Schokolade vor.

Weißer Zucker, das versteckte Gift

Unser weißer Haushaltszucker ist Gift für unseren Körper, aber leider wird viel zu wenig davor gewarnt. Würde Zucker heute eine Zulassung als Nahrungsmittel benötigen, hätte er vermutlich keine Chance, so gefährlich an gesundheitlichen Aus- und Nebenwirkungen ist er für den gesamten Organismus ... Hier ist ein gewaltiges Umdenken gefordert!

Rüben-, Trauben- oder Fruchtzucker hinterlassen überall im Körper ihre regelrecht mörderischen Spuren. Jede einzelne Zelle erleidet Qualen wegen des weißen Zuckers. Nur das konsequente Reduzieren von weißem Zucker kann eine Veränderung bewirken und unsere Gesundheit stärken. Bitte überlegen Sie, wo verzichtet oder eingespart werden könnte. Nicht morgen, sondern gleich, ab sofort. Es muss sein, der Gesundheit zuliebe!

Für das Herz, die Leber, die Bauchspeicheldrüse, die Nieren, die Galle, die Haut, Knochen und natürlich für die Zähne sind der Zuckerverzicht oder die Zuckerreduktion wichtige Beiträge zur Selbstverantwortung. Der Körper wird jubeln über jedes nicht verzehrte Zuckerkörnchen. Zucker ist meines Erachtens auch der Nährboden für jede Krebszelle.

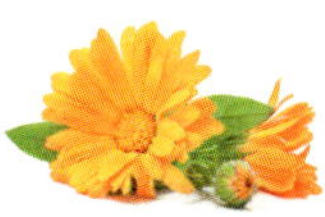

★ **So ein Witz!**

Bei mir stürzt der Computer nicht mehr ab, seit ich ihn in die Mitte des Tisches gestellt habe.

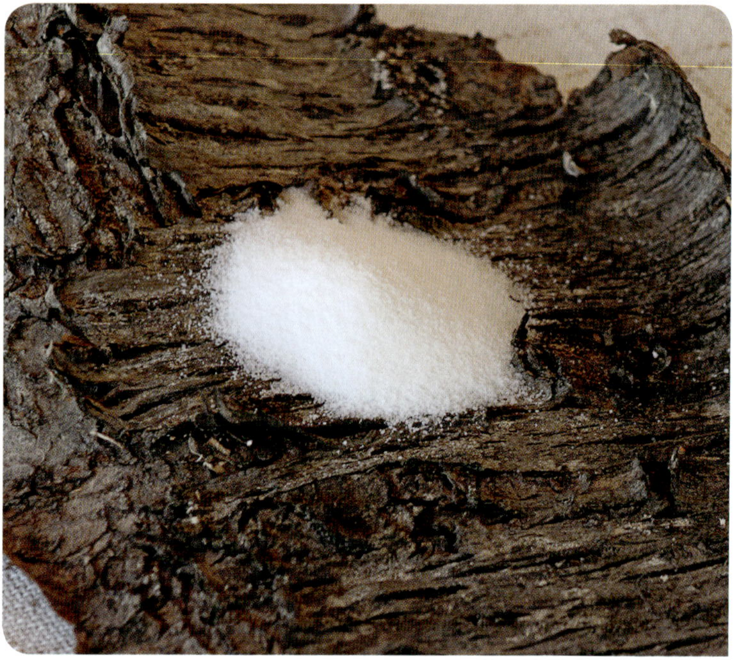

Birkenzucker, eine zahnfreundliche Alternative zu Haushaltszucker.

22. Zeit zum Nachdenken

Als ich vor Jahren von meinem Sohn Stefan mit einigen der unten stehenden Aussagen konfrontiert wurde, dachte ich, das kann doch nicht wahr sein. Hirngespinste von Durchgeknallten ...

Doch bei verschiedenen Gelegenheiten wurde ich immer wieder daran erinnert und aufgerüttelt, mehr darüber nachzudenken und nachzulesen.

Aus vielen verschiedenen Erfahrungen, Ansichten, Anregungen, Hintergründen, Studien, Beiträgen von unabhängigen Medizinern oder Berichten von kritischen Ärzten und Krankenhauspersonal im Ruhestand ergab sich für mich ein Mosaik aus manchmal unfassbaren gesundheitlichen Zuständen, die im Alltag oft unter den Tisch gekehrt werden.

Ich möchte Ihnen zum Abschluss einige Behauptungen mit auf den Weg geben. Was stimmt, was nicht? Was ist wahr, was Nonsens, ein Gerücht oder eine Horrorvision? Ich bitte Sie, die folgenden Schlagzeilen aus verschiedenen Medien kritisch zu hinterfragen. Vielleicht sind sie es Ihnen auch wert, anderswo mehr darüber nachzuforschen. Achtung, die Ergebnisse könnten manche Ihrer Sichtweisen und Einstellungen ändern ...

- Jeder, der eine Studie bezahlt, bekommt das gewünschte Ergebnis
- Jede zweite Person in der westlichen Welt bekommt Krebs
- Krebs ist keine Krankheit, sondern eine Herausforderung
- Sonnenschutzmittel begünstigen den Hautkrebs
- Häufiges Zahnröntgen fördert Schilddrüsenkrebs
- Impfungen können Parkinson, MS und Alzheimer fördern
- Weltweit wurden bisher 34 Milliarden Dollar für Impfschäden ausbezahlt

- Die HPV-Impfung macht viele Mädchen unfruchtbar
- Cholesterinsenker schrumpfen das Gehirn und verhärten die Leber
- Alzheimer kann mit einfachen Mitteln verhindert werden
- Älterwerden ist keine Krankheit!
- Viele unserer Krankheiten sind von der Pharmamafia gemacht
- Weltweit besitzen sieben Familienclans den gesamten Medienhandel und die pharmazeutische Industrie

Ich möchte Sie auffordern, wachsam durchs Leben zu gehen, stets im Fokus den gesunden Organismus, der liebevoll gepflegt und behütet werden sollte. Sie wissen: Sich regen, bringt Segen!

Könnte man Bewegung in eine Tablette packen, das wär's! Mit so einem Wundermittel würde jeder durchstarten, diese Pille wäre unbezahlbar ...

Und ja, die Ernährung! Achten Sie besonders darauf, welchen »Treibstoff« Sie tanken ... Wie heißt es so schön: Ein Drittel essen wir zum Überleben, ein Drittel essen wir, weil's schmeckt, und ein Drittel essen wir, damit die Ärzte bestens leben können (kein Witz!).

Verlassen wir uns nicht auf andere, heilen kann uns letztendlich nur unser Körper, unser Geist selbst. Ich rufe in Erinnerung: Bitte mehr Eigenverantwortung!

Eines sollte man nie aus den Augen verlieren:

Mein Lebensweg ist eine Kette von Entscheidungen. Ich habe nur noch die Zeit, die vor mir liegt, das Vergangene lässt sich nicht mehr ändern.

Befiehl dem Herrn deine Wege und hoffe auf ihn, er wird's wohlmachen!
(Psalm 37,5)

23. Erfolgsberichte – Erfahrungen von Anwendern

Anmerkung: Bei den folgenden Berichten der Anwender wurden aus Datenschutzgründen die Namen geändert.

Liebe Frau Postlmayr,
danke für unser Telefonat letzte Woche. Seit ich den Muskel- und Gelenktee regelmäßig trinke, sind meine Beschwerden deutlich besser geworden. Danke für den guten Tipp und Ihre ganze Beratung. Zu meinen Erfahrungen: Ich war einmal bei Ihrem Vortrag. Kurz darauf hat mir mein Mann erzählt, dass sein Arbeitskollege an Fersensporn leidet und dass er schon viel probiert hat, aber alles nichts genutzt hat. Jedes Mal, wenn die ärztliche Behandlung vorbei war, ging es von vorne los. Da habe ich ihm eine Ringelblumensalbe und Schwedenkräuter gebracht. Er hat am Anfang nicht wirklich daran gedacht, dass es helfen könnte, hat aber den Wickel brav jeden Tag am Abend gemacht. Nach ein paar Tagen hat er zu meinem Mann gesagt, dass es hilft, es wurde jeden Tag besser. Nach einiger Zeit war der Fersensporn Geschichte. Und wenn er ab und zu mal was spürt, dann gibt er gleich den Schwedenkräuterbalsam drauf. Das wollte ich Ihnen gerne erzählen.
Liebe Grüße, Elfi

Hallo Karoline,
mein Sohn und meine Schwiegertochter schwören sehr auf Deinen Hustentee, seit ich ihnen welchen vorbeigebracht habe. Auch die kleine Lena hatte wieder so einen Husten, und sie trinkt auch sooo gerne diesen Tee, denn der macht den Husten weg, sagt sie. Kinder haben einfach ein tolles Gefühl für Gesundheit, sie hören noch wirklich auf ihren Körper.
LG, Familie E.

Sehr geehrte Frau Postlmayr,
ich hatte immer starke Regelschmerzen, vor allem die ersten zwei Tage. Seitdem ich den Frauentee trinke, brauche ich keine Schmerztabletten mehr. Unglaublich!
Grüße aus Kirchbach!

Sehr geehrte Frau Postlmayr,
das Hautbild meines Sohnes hat sich mit Johanniskrautölbalsam sehr verbessert. Wir sind ohne Kortisonsalbe super durch die Winterzeit gekommen, was mich sehr freut. Danke und schönen Sonntagabend noch!
Freundliche Grüße aus E.

Hallo Frau Postlmayr!
Ich habe schon ziemlich lange Schnupfen (über zwei Jahre) und laboriere auch schon Jahre mit meiner kranken Nase herum. Das hat sich jetzt durch die Einnahme vom Dolomit, Hustentee und Einreiben mit dem Schwedenkräuterbalsam gelindert. Vor allem habe ich damit Erfolg gehabt, was meine Augenlidbeläge betrifft, die jetzt schon fast abgeheilt sind und die ich vorher mit allen möglichen Salben und Tropfen vergebens behandelt habe. Das freut mich natürlich sehr. Diese Medizin nehme ich jetzt seit dreieinhalb Wochen und möchte sie gerne weiternehmen, da ich merke, dass Heilung geschieht. Auch meine sehr trockene Haut wurde schon

etwas besser und das Haar fing wieder an zu glänzen. Momentan trinke ich auch noch den Fastentee für zwei Wochen. Ich nehme Medikamente, weil meine Abwehrkräfte schwach sind und mein Immunsystem krank ist (starke Verkühlung, Magenprobleme, Übelkeit, schnelles Schwitzen, wenn ich die Medikamente nicht nehme). Ich weiß aber, dass seelische Hintergründe eine Ursache für diese Schwäche sind. Daher bitte ich Sie auch, ob Sie mir einen Tee für ein seelisches Burn-out empfehlen könnten, denn ich glaube, dass es gut ist, das Problem an der Wurzel zu packen. Ich möchte gern von den Medikamenten wegkommen, konnte diese schon gering reduzieren und bin Ihnen für Ihre Tipps mit den Kräutern sehr dankbar. Ich habe Hoffnung zu gesunden. Danke Ihnen. Danke auch, dass ich mich an Sie wenden kann.
Mit freundlichen Grüßen, Dani Z.

Sehr geehrte Frau Postlmayr,
ich habe bei einer Veranstaltung den Schwedenbitterbalsam kennengelernt. Ich bin sehr begeistert davon! Ich verwende ihn auf dem wunden Po meines Kleinkindes, aber auch auf der Brust, wenn sie entzündet ist, oder bei meinen größeren Kindern, wenn sie irgendwelche Wunden haben, einfach überall.
Liebe Grüße aus L., Gusti W.

Hallo Frau Postlmayr!
Ich war bei Ihrem Kräutervortrag in Dietach. Das Aloe Vera Gel ist super. Meine Haut ist im Gesicht nicht mehr so ausgetrocknet und und so rot. Außerdem hilft es auch sehr gut bei Sonnenbrand.
Liebe Grüße, Adi Z.

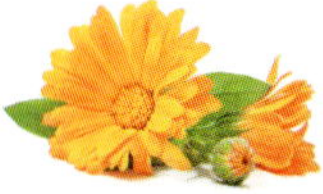

Liebe Frau Postlmayr!
Ich war vor Kurzem bei Ihrem Vortrag in Losenstein. Die Produkte gegen Erkältungen (Hustentee, Sabrilla Atemfrei und Spitzwegerich-Hustensaft) finde ich sehr gut. Der Hustensaft ist gelungen, schmeckt gut im Gegensatz zu den ärztlich verschriebenen Hustensäften. Die Inhalation mit Latschenkiefernöl funktioniert spitze! Ich habe dies bei meinem verschnupften Vater ausprobiert, der anfangs nicht sehr begeistert davon war und sich nur schwer aufraffen konnte, es durchzuziehen. Am nächsten Tag war seine Nase wieder ganz frei! Ich habe davon auch einer Freundin erzählt, sie wird das Öl auch ausprobieren.
Mit freundlichen Grüßen! Rita

Liebe Frau Postlmayr!
Ich beziehe die Kräuter für meine gesundheitlichen Probleme aus der Apotheke und dem Reformhaus. Gibt es den original Schwedenbitter zum Einnehmen und für Wickel auch in Apotheken? Ich wollte ihn selbst nach dem Rezept von Maria Treben (aus dem Buch »Gesundheit aus der Apotheke Gottes«) herstellen, aber manche Kräuter sind schwer zu bekommen. Ihr Buch (»Mein Kräuterschatz«) hat mich veranlasst, selbst zu mischen, nach Ihren Rezepten. Alles ist sehr verständlich und gut beschrieben. Man entwickelt wirklich eine Liebe dazu, wenn man sich mehr interessiert. Danke für Ihre Liebe zur Natur, zu den Menschen, und dass Sie Ihr Wissen mit uns teilen.
MfG, Brigitte F.

Liebe Frau Postlmayr,
letztes Jahr besuchte ich einen Ihrer Vorträge und seitdem bin ich ein begeisterter Fan von Ihnen. Gerne verfolge ich auch Ihre wöchentliche Kolumne in unserer Lokalzeitung, viele Ihrer Ratschläge wurden bei uns bereits erfolgreich umgesetzt. Im Herbst habe ich meine gesamte Familie auf die »Bedarfsorientierte Ernährung«

nach Heinrich Tönnies umgestellt. Erfreulicherweise mussten wir in Kombination mit Ihren Kräuter-Ratschlägen (Schwedenkräuter, -Balsam, Latschenkiefernöl, Atemfreibalsam) in dieser Herbst-/Wintersaison noch nie irgendwelche zusätzlichen Medikamente nehmen. Auch musste ich mit meinen zwei Kindern im heurigen Herbst noch nie zum Doktor, obwohl wir die vergangenen Jahre dort Stammgäste waren. Ich möchte Ihnen für Ihr Engagement danken! Es hat unsere Lebensqualität enorm verbessert.

Ich freue mich auch, dass Sie im Buch immer wieder auf Gott als Schöpfer hinweisen und habe sehr erfreut (und belustigt) zur Kenntnis genommen, dass Sie zum Thema Beziehungskrise auf den Epheserbrief 5,22 verweisen. Als überzeugte Christen sind mein Mann und ich positiv überrascht, dass es in der heutigen esoterisch überlasteten Zeit auch noch Leute mit Rückgrat gibt, die Gott als Schöpfer akzeptieren und ihr Leben nach ihm ausrichten. Ich gratuliere Ihnen herzlich und freue mich, auch in Zukunft weiter auf dem „Kräuterpfad« zu bleiben. Sollten Sie im Frühling wieder einmal eine Kräuterwanderung planen, wäre ich sehr gerne dabei (ich habe einige Freundinnen, die auch interessiert sind). Bitte informieren Sie mich über einen bevorstehenden Termin (ich bin leider noch kein guter Kräuterkenner). Liebe Grüße und eine schöne und besinnliche Adventzeit wünscht Ihnen herzlichst *Doris L.*

Hallo Frau Postlmayr!

Wir sind ganz begeistert von der Wirkung des Schwedenkräuterbalsams. Bald ist unser Vorrat aufgebraucht.

Familie W.

Liebe Frau Postlmayr,

so, hier gleich mal die erste Rückmeldung von Ihrem heutigen Vortrag in Grünau. Ich war ja zum zweiten Mal dabei und es hat mir wieder super gut gefallen. Ich bin dann gleich nach Hause und habe mir zwar regennassen, aber dennoch frischen Erdholler gepflückt.

Daraus brühte ich mir für meinen Eisenhaushalt einen Tee, wohlgemerkt mit Honig, weil er mir sonst echt nicht schmeckt! Weiterhin alles Gute für Ihre sehr interessanten Vorträge. Und wenn es mal einen »Fortgeschrittenen-Vortrag« gibt, lassen Sie es uns bitte wissen, danke!!
Liebe Grüße aus dem Almtal!

Liebe Frau Postlmayr,
ich bin aus dem Flachgau, nehme Ihre Produkte gegen Allergie ein und mir geht es sehr gut dabei. Das Beste aber war meine Wallfahrt in die Lienzer Dolomiten, die vier Tage dauerte. Normalerweise kann ich am dritten Tag vor lauter Muskelkater nicht mehr aus dem Bett und nur mit zusammengebissenen Zähnen die Stiege hinuntergehen, so erging es mir bis jetzt sechs Jahre lang. Heuer blieb der Muskelkater aus!! Ich hab mich soooo gefreut, es gab nur ein leichtes Ziehen in den Waden beim Bergabgehen, und das nahm ich kaum wahr. Die anderen wunderten sich und sagten: »Heuer springst du ja wie eine Gams, was ist denn los mit dir?« Ich gab natürlich Auskunft über Sie ... Danke, danke, danke für die Beratung und die Produkte.

Mein Mann hatte am Wochenende einen extremen Sonnenbrand und ich habe ihn sofort mit dem Aloe Gel mit Zimt und Vanille behandelt. Schon in kürzester Zeit war alles viel erträglicher bzw. am nächsten Tag alles schon fast wieder normal. Und da ja jetzt die Urlaubszeit ansteht, bleibe ich bei diesen Produkten.
Hanni S.

Liebe Frau Postlmayr,
mein Mann und ich sind echt froh über Ihre guten Hausmittel. Auch die Kinder trinken Hustentee und schlucken mit Begeisterung Wegerichsaft. Durch Ihre Tipps gehen wir nun auch wieder öfter flott spazieren. Vielen Dank für Ihre Arbeit, die bestimmt vielen Menschen reichlich Segen bringt.
Claudia S.

Sehr geehrte Frau Postlmayr!
Wegen meiner Schuppenflechte: Meine Erste Hilfe bei diesem Leiden, und glauben Sie mir, es wäre damals nicht anders gegangen, war natürlich eine Kortison-Salbe vom Hautarzt, weil ich am ganzen Körper blutig war. Als die Psoriasis dann ein wenig abgeklungen war, traf ich Sie. Sie waren damals beim Kirtag mit Ihrem Stand und haben mir das Dolomit-Mineralstoffpulver gegeben, einen Nieren-Blasen-Tee und den Schwedenbitterbalsam. Ich klopfe gerade auf Holz, aber seitdem ist nichts Gravierendes mehr zurückgekommen. Das Dolomit-Pulver nehme ich immer wieder mal, weil's einfach »gesund« ist.
Liebe Grüße, Martin aus St.

Hallo Fr. Postlmayr,
ich bin sehr begeistert vom Ringelblumenbalsam. Ich verwende diesen für meine Hornhaut an den Fersen. Wirkt rasch, rascher als alles, was ich bisher verwendet habe. Mein zweites Kind hat mir eine große Krampfader vom Beginn der Oberschenkelinnenseite bis zur Wade »geschenkt«. Diese spüre ich dann beim Dehnen beim Sport. Dazu verwende ich jetzt täglich abends den Rote-Weinlaub-Balsam (auch vorbeugend für Besenreiser). Auch das Ausseer Salz verwende ich gern. Vielleicht kommen Sie ja auch mal in die Steiermark.
Martina D.

Sehr geehrte Frau Postlmayr!
Danke für Ihre Mühe und dass Sie immer für uns da sind. Das Erkältungspaket kommt voll zum Einsatz bei mir, und Sie hatten recht, es schmeckt nicht schlecht und hilft gut. Nur den Atemfrei-Balsam kann ich schon bald nicht mehr riechen. Er befreit ungemein, aber jetzt freu ich mich schon, wenn das Halsweh ganz weg sein wird (aber ich »schnattere« viel zu viel, mein Hals hat es nicht leicht mit mir). Ganz liebe Grüße und eine gesegnete Fastenzeit!
Liebe Grüße, G.

Sehr geehrte Frau Postlmayr!
Ich freue mich schon auf die nächste Sendung in Radio Maria und wünsche Ihnen viel Erfolg dazu!
Hedi Sch.

Guten Morgen!
Der Vortrag gestern: einfach fantastisch, wirklich toll, spitze. Ich habe natürlich einigen Kollegen und meiner Schwester heute schon berichtet, also einen »Vortrag« gehalten! Freue mich schon auf ein baldiges Wiedersehen.
Liebe Grüße aus A.

Hallo Kräuterfee!
Heute schicke ich Ihnen meinen Beweis, dass die Natur offene Beine heilen kann. Seit Monaten leide ich an einer handtellergroßen Stelle auf meinem Unterschenkel. Die sündteure Wundbehandlung hat nie zu einem Erfolg verholfen. So viel Verband und so teures Klumpert. Seit einigen Monaten wird mein Bein mehrmals täglich mit Ihrem Johanniskrautölbalsam vorsichtig gepflegt. Seit zwei Wochen ist die Wunde geschlossen, ich freu mich so sehr. Danke, das Martyrium ist vorbei. Eine gesegnete Zeit wünsche ich Ihnen,
Cäcilia W.

Liebe Frau Postlmayr!
Muss Ihnen noch kurz was erzählen: Letzte Woche traf ich einen Pallottiner-Bruder, der klagte mir sein Leid über seine Krämpfe und dass er schon fleißig die Brausetabletten zu sich nimmt, leider mit wenig Erfolg. Da berichtete ich ihm vom Dolomit, er hörte sehr skeptisch zu, aber ich brachte ihm trotzdem eine kleine Probe vorbei. Heute nach dem Gottesdienst kam er freudestrahlend auf mich zu, reichte mir zum Dank die Hand und erzählte, dass er seitdem keine Krämpfe mehr habe, super durchschlafe und sich am

ganzen Körper fit und agil fühle. Eine gute, gesegnete Woche und ganz liebe Grüße,
Hilde S.

Sehr geehrte Frau Postlmayr!
Ich war vorige Woche in Kollmitzberg beim Vortrag und total begeistert. Da ich an einem Fersensporn leide, habe ich sofort am nächsten Tag diesen Wickel gemacht. Es hilft wirklich! Ich interessiere mich schon lange für Heilkräuter und deshalb fand ich den Vortrag total super. Großes Lob an Sie! Auch die Schwedentropfen nehme ich jetzt, und ebenso die Ringelblumensalbe, da ich eine extrem trockene Haut habe. Es tut mir gut, einfach super.

Sehr geehrte Frau Postlmayr!
Ich habe Sie im Frühjahr dieses Jahres kontaktiert wegen einer störenden Talgzyste. Zu der Zeit hatte ich auch schon einen Termin beim Hautarzt zur chirurgischen Entfernung Ende Juni. Sie haben freundlicherweise und dankenswerterweise geantwortet mit dem Beisatz, dass ich mit der Therapie noch genug Zeit hätte und bis Ende Juni eh alles weg ist. Damals habe ich mir gedacht, na ja, Ihr Wort in Gottes Ohr. Mit der Ringelblumensalbe und der Schwedenbitterauflage war dann bis zum genannten Zeitpunkt die Talgzyste wirklich verschwunden. Es ist ein ungemein wertvolles Wissen, das Sie haben, und ich bin Ihnen sehr dankbar! Danke für Ihre Info bezüglich Kräuterwanderung und Vortrag. Schön, dass es Sie gibt! Liebe Grüße und eine gute Zeit,
Maria R.

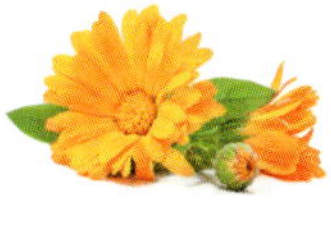

Sehr geehrte Frau Postlmayr,
endlich ist der Sommer da, nur leider auch wieder der Sonnenbrand bzw. die trockene Haut. Aber zum Glück gibt es ja das Aloe Vera Gel. Gerade vergangenes Wochenende waren wir viel baden und ich habe meine Familie sowie einige Freunde damit behandelt. Alle sind immer voll begeistert, weil kein After Sun so wirkt wie das Aloe Vera Gel und noch dazu eine schöne Bräune entsteht. Vielen lieben Dank für Ihre Bemühungen schon im Voraus, vielleicht sind Sie ja wieder einmal in unserer Gemeinde, wäre wieder interessant.
Marta F.

Hallo Frau Postlmayr!
Bei Ihrem Kräutervortrag in Wolfsbach habe ich eine Dose Dolomit mitgenommen und dann meiner schwangeren Tochter geschenkt. Sie ist von dem Produkt begeistert. Ich möchte das Dolomit nun auch meinem Gatten geben, da dieser öfter über Krämpfe klagt.
Gusti P.

Liebe Karoline!
Danke, danke, ich bin meine Wadenkrämpfe tatsächlich los. Dolomit hilft mir gut.
Lg, Uschi

Sg. Fr. Postlmayr!
Vielen Dank für Ihre prompte Beantwortung meiner Frage und die guten Ratschläge. Ich bin sehr dankbar für Ihre beiden Bücher, aus denen ich mir schon viele gute Tipps geholt habe. Ich wünsche Ihnen weiterhin alles Gute und Gottes Segen und Schutz bei Ihrer Arbeit.
LG, Elisabeth

Grüß Gott,
möchte nur mitteilen, dass die Neurodermitis bei meiner Tochter verschwunden ist, nur mit Dolomit, Neuschaltee und Aloe Gel. Ich bin begeistert, herzlichen Dank, das Leid war so groß. Liebe Frau Postlmayr, danke für die vielen guten Ratschläge und Rezepte. Ich habe schon einige mit Erfolg anwenden können. Ich freue mich auch im nächsten Jahr wieder auf Ihre interessanten Vorträge und Anregungen. Mit besten Grüßen,
Elfi St.

Hallo Fr. Postlmayr,
die Baldrian-Tinktur (Einschlaf- bzw. Durchschlafstörungen) hat geholfen, auch der Kräutertee für die Leber, meine Leberwerte haben sich deutlich verbessert.
Rudolf K.

Guten Tag!
Die zermürbende Akne bei meiner Tochter ist schon nach einer Woche stark zurückgegangen. Der Johanniskrautölbalsam hilft spitze, auch der Neuschaltee und das Dolomit. Sie nimmt auch jeden Tag einen Esslöffel Schwedenbitter, das tut ihrer Verdauung gut.
Danke, Anni

Grüß Gott!
Ich konnte meine Hämorrhoiden schon nach einer Woche mit dem Schwedenbitterbalsam eliminieren. Der Tipp mit dem Platz am stillen Örtchen war sehr gut.
Danke und LG, Franz

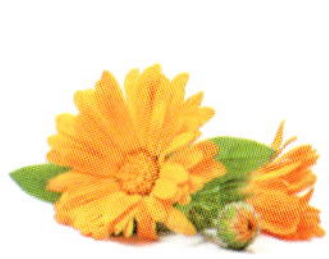

Sehr geehrte Frau Postlmayr!
Endlich: Ich möchte Danke sagen für die liebevollen, geduldvollen und praktischen Antworten. Ihr kompetentes Fachwissen ist für viele Personen hilfreich, und Sie geben es so humorvoll weiter. Ihre Ehrfurcht vor der Natur kann man gut erkennen. Sie sind eine tolle Persönlichkeit, die ich sehr schätze.
Liebe Grüße, Heidi, März 2017

Liebe Frau Postlmayr!
Ich muss Ihnen ein riesiges Kompliment aussprechen! Für Sie, Frau Postlmayr, gilt dieses Sprichwort: »Nur wer selber brennt, kann andere entzünden!« Ihre Begeisterung ist ansteckend! Weiter so!
Mit lieben Grüßen,
Familie A. aus W.

Quellennachweise

Maria Treben: Gesundheit aus der Apotheke Gottes. Ratschläge und Erfahrungen mit Heilkräutern. Steyr: Ennsthaler Verlag, 95. Auflage 2017

Karoline Postlmayr: Mein Kräuterschatz. Eine leidenschaftliche Kräuterwanderung durch die Jahreszeiten. Steyr: Ennsthaler Verlag, 5. Auflage 2016

Karoline Postlmayr: Ich steh' auf unsere Heilkräuter! Steyr: Ennsthaler Verlag, 2. Auflage 2014

Dorothea Brandt/Lars Hendrickson: Zahnarztlügen. Wie Sie Ihr Zahnarzt krank behandelt. Books on Demand 2010

»**Kneipp bewegt**«, Zeitschrift des Österreichischen Kneippbunds, 12/2012–01/2013, www.kneippbund.at

FID Verlag GmbH (Fachverlag für Gesundheitswissen), Bonn, www.fid-gesundheitswissen.de, mit folgenden Publikationen:

- Länger und gesünder leben, Deutschlands führender Informationsdienst für natürliche Gesundheit, Dr. Ulrich Fricke
- Geistig FIT fürs ganze Leben, Sondernummer ZKZ 6974, Dr. Markus Numberger, www.shop.fid-gesundheitswissen.de/reports/
- Dr. Spitzbarts Gesundheits-Praxis, www.shop.fid-gesundheitswissen.de/reports/
- Mayo Clinic Gesundheits-Brief, Spezialreport, Sommer 2016
- Food Inspector, Sondernummern Juli 2016, Dezember 2015, Herbst 2015
- Natur & Gesundheit, Beate Rossbach, Sonderausgabe Sommer 2016

ORF-Nachlese Nr. 3/2011, Rundum wohlfühlen (Coverstory)

www.russische-heilgeheimnisse.com

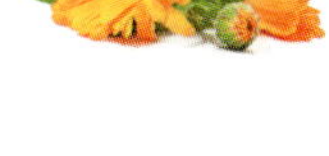

Über die Autorin

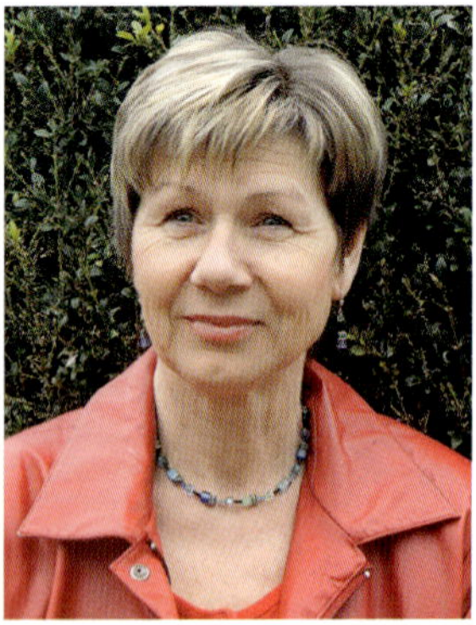

Karoline Postlmayr
Ein unscheinbares Kind vom Land wird zum Wachrüttler. Glücklich über jeden Sonnenaufgang, genießt sie den Tag, voller Erwartung auf die neuen Herausforderungen der Natur. Die Kräuterexpertin lebt und arbeitet in 700 Metern hoch über dem Krems- und Steyrtal in Oberösterreich. Genau hier findet sie das ganze Jahr über die wirksamsten Heilpflanzen für alle möglichen Wehwehchen.

Innerhalb vierzig Jahren hat die vierfache Mutter einen reichen Wild- und Heilkräuter-Erfahrungsschatz angesammelt, den sie gern weitergibt. Bei ihren Kräuterwanderungen und Vorträgen in Österreich und Südtirol konnte sie bereits mehr als 70.000 Menschen für Heilkräuter-Anwendungen begeistern. »Ich stehe fest dazu, dass alles, was vor der Haustür wächst, für mich zum Besten gedeiht. Heilpraktiker der vergangenen Jahrhunderte sind meine Lehrmeister, kombiniert mit aktuellen Studien von unabhängigen Experten«, erklärt sie.

Kontakt:
Karoline Postlmayr, Windhag 29, 4542 Nußbach
Tel.: 07257 / 7602, E-Mail: info@karolines-kraeuterschatz.at
www.karolines-kraeuterschatz.at

WEITERS ERSCHIENEN

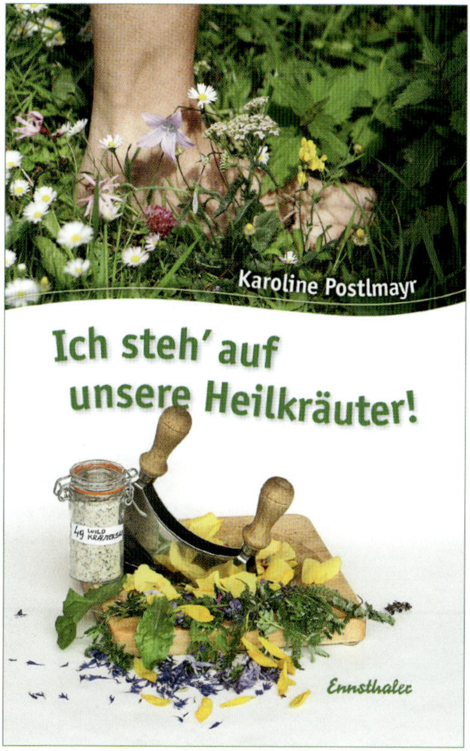

Karoline Postlmayr
Ich steh' auf unsere Heilkräuter!
152 Seiten, Broschur, zahlreiche Farbabbildungen,
Format: 13,5 x 21 cm
ISBN 978-3-85068-914-4

WEITERS ERSCHIENEN

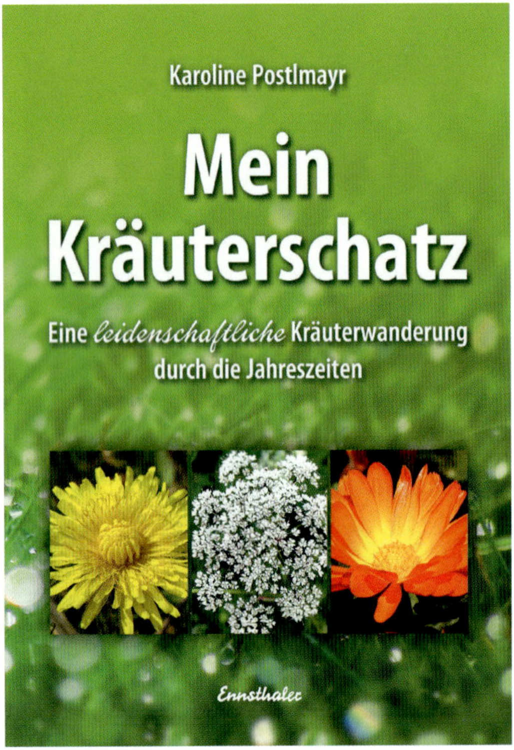

Karoline Postlmayr
Mein Kräuterschatz
Eine leidenschaftliche Kräuterwanderung
durch die Jahreszeiten
144 Seiten, Broschur, zahlreiche Farbabbildungen,
Format: 14,8 x 21 cm
ISBN 978-3-85068-840-6